JN057206

MUTUAL ACTION RESEARCH

ミューチュアル・アクションリサーチ

M. ニューマン "拡張する意識としての健康" の理論
にもとづく質的・実践的・協働的看護研究法

三次 真理

上智大学総合人間科
学部看護学科准教授

遠藤惠美子

武蔵野大学名誉教授

Nursing Praxis Research within
Newman's Theory of Health
as Expanding Consciousness

すぴか書房

Japanese Title :
Myūchuaru Akushon Risāchi : M. Nyūman "Kakuchōsuru Ishiki toshite no Kenkō"
no Riron ni motozuku Shitsuteki・Jissenteki・Kyōdōteki Kango-Kenkyūhō
(Mutual Action Research : Nursinng Praxis Research within Newman's Theory of Health
as Expanding Consciousnesss)

Author : Mari MITSUGI & Emiko ENDO

© 1st ed. 2021

Spica-shobau Publishing Co.
Rainbow-plaza602, 2-6,Honchō, Wakō-shi
Saitama, 351-0114, Japan

まえがき

　ミューチュアル・アクションリサーチ（mutual action research、以下 MAR）は、看護理論家マーガレット・ニューマンの愛弟子である遠藤惠美子先生が 1990 年代末に創出した実践的研究方法論である。ミューチュアルという言葉には、二者間（あるいはそれ以上）の関係において、平等で、いずれを欠いても成り立たないという意味がある。ニューマン理論の真髄であるパートナーシップがまさしくそれであり、異なる立場の者同士が影響を与え、与えられながら、自らを創り変えていく、その先に新しい実践が生まれるのである。

　私が MAR と出会ったのは、遠藤先生からパートナーシップのケアを学び、その魅力に惹き込まれた大学院生の頃であった。私は、患者ー看護師の二者間の相互作用をとおして両者で変わっていく、ケアの醍醐味を体験していた。今度は、それを臨床に浸透させ、よりよい看護実践をめざした集団での相互作用へと発展させていくのである。いわゆる業務改善や、他でよいとされた方法を導入する試みとはまったく異なる、その発想に、胸を高鳴らせたことを覚えている。

　MAR において第一に問われるのは、「こんな看護がしたい！」という当事者の主観的な"願い"である。そして、研究者と実践者である研究参加者のパートナーシップで結ばれた関係性、およびその上に成り立つ"対話"が本質的に重要な方法とされる。

　看護実践を発展させていきたい、という主観的な願いをもつ看護師の主体的な活動の展開そのものを、看護研究として意識的に遂行する MAR は、客観性が重視され、主観性の排除が求められる、それまでの研究の「常識」からすれば、革命的な転回とも言える。それこそ自分の主観では、これぞ私が求めていたことなのであったが、MAR ならではの可能性がひらけていることを確信するには、ニューマン理論

を紐解くことで、それまでの常識とはパラダイムが異なる、別の方法論として主張されていることの意味を理解する必要があった。

　実際に体験してみると、看護がどう変わったかという結果以上に、そのような変革を生みだすプロセスのリアリティーに魅了された。相互関係のなかで参加者が変わり、それまでとは違った看護が見えてくることにわくわくした。

　私は、師とする遠藤先生からMARを授けていただいた身であるが、これまでいくつかのプロジェクトで共同研究者に名を連ねてMARを体験し、ニューマン理論・研究・実践研究会でも発足以来活動をともにしてきた。不肖ながら、MARを継承し、広めていく使命を強く感じている。それが本書の構想につながった。本書は三次との共著ではあるが、私が知る以前も含めて、拡張するMARの歴史が綴られており、必然的に多くを遠藤先生の筆に頼ることになった。それゆえニューマン理論と一体になった先生の思想にあふれる本になったと思う。それもまた共著者として願うところである（補章の2篇は、遠藤単著論文として収載）。

　看護実践の発展を願う看護師の皆様に、ぜひ読んでいただきたい。第2、3、4、5章ではプロセスの実際を紹介した。参加者が共通の"願い"に向かって相互作用し、変わっていくプロセスの醍醐味を味わっていただきたい。

　時代の流れに応じて、ヘルスケアシステムは、これからますます多様化、複雑化していくであろう。その流れの中で、あらためて看護の力を問い、発展させていくために、MARはさまざまな分野で役立つにちがいない。MARの真髄を、1人でも多くの方と共有できればうれしい。

　　2021年　陽春

三次　真理

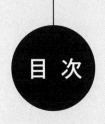

目　次

第3章　MARの実際❷ 死を間近にひかえ予期的悲嘆を体験しているがん患者と、付き添う配偶者のケアの創出──臨床看護師と看護教員のパートナーシップ（合同会議）をバックに

私たちの病棟に、私たちのケアの"願い"を実現しよう 49

《局面1》
MAR実施に賛同した看護教員と臨床看護師との合同会議が成立した！ 50

《局面2》
予想外の展開を経て、パートナーシップが成立した！ 52

《局面3》
私たちのケアの"願い"は、終末期のがん患者とその患者に付き添う配偶者のケアを創出し、そのプロセスで私たちも成長すること！ 55

第 6 章　進化のプロセスに共通する局面と留意事項
......................................133

補章-1 M. ニューマン"拡張する意識としての健康"の理論概要 .... 遠藤惠美子 157

補章-2 看護学における新たな研究方法の創出
ニューマン・プラクシス・リサーチの概要と展望
.... 遠藤惠美子 167

第1章

MAR

ミューチュアル・アクション
リサーチとは何か

発想の独自性

　アクションリサーチ（action research）とは、一般に実践と研究と理論をつなぎ、現状に変化を生みだすことを意図した研究方法であるとされる。1940年代に社会心理学の領域で生まれ、その後、教育学、社会人類学、文化人類学などのさまざまな学問分野に広がり、近年、看護学の領域においても大いに注目されるようになった[★1]。筆者らも、「現状に変化を生みだす」という点に魅了され、1990年代末から関心をもってきた。当時、筆者らが注目したのは、看護学領域でのホルターとシュワルツ-バルコットの論文[★2]（次ページ）であった。その中で、

[★1]　たとえば、看護研究2018年7月号（Vol.51,No.4）は「看護の未来を創造するアクションリサーチ　人々とともに、人々のために」と題した特集を組み、研究方法、研究の動向など多方面にわたる解説を掲載している。筆者らも、実際に取り組んだ事例をあげるようにという依頼に応えて寄稿している。☞ 遠藤惠美子, 三次真理（2018）.もう1つのアクションリサーチ：Margaret Newman 健康の理論に基づいたミューチュアル・アクション・リサーチ（MAR）研究事例. 看護研究, 51(4), 355-365.

ミューチュアル（mutual）という言葉をつけた、ミューチュアルタイプのアクションリサーチというものが紹介されていたからである。

ホルターらは、アクションリサーチの特性として、① 研究者と実践者が共同で行なう　② 実践上の問題を解決する　③ 実践を変革する　④ 理論の生成と発展をめざす、の4つをあげていた。さらに、既出文献を整理して、アクションリサーチのアプローチには焦点のあて方によって3つのタイプがあり、それぞれのアプローチによって異なる知識が生みだされるということを明らかにしていた。すなわち、

1つ目は研究者と実践者による共同アプローチで、看護のテクニカルな側面に研究の焦点をあてたものであり、2つ目は問題解決をめざす研究者と実践者の相互的な関係性（ミューチュアリティ；mutuality）に焦点をあてた研究であり、3つ目は共同的なアプローチのなかで研究者が実践者を覚醒させ、実践者の行動を強化することに焦点をあてたものである。

このような説明に対しては、そのとおりであろうと思った。しかし、私たちが志向する、看護における実践的研究ならではのミューチュアル・アクションリサーチ（mutual action research、以下MAR）を考えた時、それがアクションリサーチの4つの特性をそなえ、3つに分類された研究のタイプのどれかに組み入れられてしまうことには納得できなかった。ここで取りあげられている研究と、私たちが考えているMARとの間には明確な違いがあるように思われた。そう思う理由は、上記アクションリサーチの特性 ② のとらえ方にある。「問題」を「解決」するという目的・目標の点で、その言葉の意味、イメージされる内容が違うということである。ホルターらも含む従来の一般的な研究者が考える「問題」とは、全体の中にある不都合な部分であり、

★2　Holter,I.M. & Schwartz-Barcott,D.(1993). Action research : What is it? How has it been used and how can it be used in nursing? *Journal of Advanced Nursing*, 18(2), 298-304

「解決」とは、その問題の原因追求的、因果論的な考え方にしたがった解決であることは明らかであった。すなわち実証主義的・科学的パラダイム★3に立脚しているということであるが、私たちが掲げるMARは、これから述べるように、そのような「部分」の「解決」を目的とするものではない。そこには大きな違いがある。

　MARは、アクションリサーチの一形態ではあるが、実証主義的・科学的パラダイムとは異なる、いやそれをも一部として包含する全体論のパラダイム★4に準拠しており、マーガレット・ニューマン（Newman, Margaret A.; 1933-2018）の見方・考え方、そして理論にもとづいて開発された実践的看護研究である。基盤となる学問は"実

★3　**実証主義的・科学的パラダイム**　この研究のパラダイムは、近代の伝統的な科学研究において支配的な考え方であり、いわゆる実証主義とポスト実証主義の立場である。実証主義研究者は、自分とは関係なくリアルな現実がそこに歴然とあって、すべて不変な法則によって動いており、研究者である自分は、その不変な法則を把握し理解することが可能であると信じている。そして、その不変な法則の把握・理解のためには「自分は研究の対象との相互作用を避けなければならない。なぜなら、自分の価値観やその他のバイアスとなる要素が研究結果に影響を与えるから」と考える。それゆえ、研究方法は注意深くコントロールされた状況での実験、観察、インタビューなどにより研究対象である事象を細分化し、測定する量的なデータ収集に頼ることになる。ポスト実証主義の立場の研究者も、それらの点ではほぼ同様に考えている。自分とは別のリアルな現実は確かにあるが、しかし、その完全な把握は人間には不可能であり、確率論的にしか把握し理解することはできないと考えるところが違う点である。したがって、研究方法として多様な方法を活用し、量的のみならず質的方法をも含むことがある。☞ Lincoln, Y.S., Lynham, S.A., & Guba, E.G. (2018). Paradigmatic controversies, contradictions, and emerging confluences, revisited. In Denzin, N.K. & Lincoln, Y.S. (Eds.), *The Sage handbook of qualitative research*, 5th ed., 108-113, Los Angeles: Sage.

★4　**全体論のパラダイム**にもとづく研究とはどのようであろうか。全体論であるから全体、すなわちまとまった1つを基調にする考え方であり、それを部分に分割することは不可能であるということが核となる。自分とは切り離された別のリアルな現実などは想定しない。研究者である自分と研究される相手とを切り離して考えることもしない。研究結果は、両者が相互作用するプロセスでの両者による産物であると考える。さらに、全体論のパラダイムは、実証主義的・科学的パラダイムと対峙するというよりも、後者は前者の一部であり、前者は後者を包含すると考えることができる。なぜならば、全体は、部分を排除することはないからである。本書の主題であるMARは、この全体論のパラダイムのもとで進めるものである。

践の科学"である看護学である。看護実践は人間と環境との複雑な相互作用である。そうである以上、看護実践に関わる研究では、必然的に全体論からの見方・考え方、そして研究方法を採用することになる。

　MAR は、参画者の自律性と行為能力が高まり、現状によりよい変化を生みだそうとする看護研究である。複雑な看護実践・活動の研究は、ただ看護現象の部分や結果のみに注目すればよいというものではない。結果に至るまでのプロセス、つまり患者・家族、あるいは地域住民と看護師との相互作用のダイナミックなプロセスの中に、看護が創りだす意味が存在するのであるから、そのプロセスを探究することが重要である。そのためには、原因と結果を重視する伝統的な実証主義的・科学的パラダイムからの研究だけでは不十分であって、その間に起きる現象のすべてに意味をみる、全体論に拠って立つパラダイムからの探究が不可欠となる。このアプローチによって、欠落した部分は補われ、さらに深く潜在したところまでも開示する、拡張した看護の知を得ることができる。

　そのような MAR は、私たちがよりどころとするマーガレット・ニューマンの拡張する意識としての健康（health as expanding consciousness）の理論から導かれたものである。そして、この理論こそが、研究プロセスをたどる際の道標ともなるのである。

　定　義：ミューチュアル・アクションリサーチ（MAR）とは、マーガレット・ニューマンの"拡張する意識としての健康"の理論に導かれ、立場の違う参画者、すなわち看護研究者と看護師、患者・家族、あるいは地域住民がパートナーシップを組み、共同で創出した"願い"の実現をめざして、グループ内対話と実践・活動をとおして、パターン認識と洞察を繰り返すなかで、参画者の自律性と行為能力★5が強化され、状況によりよい変化を生みだしながら進む、プロセス重視の実践的看護研究である。

　MARとは、研究であると同時に、グループ内対話を通して、当事者同士が自律性と行為能力を高めながら、状況を変えていくことをめざす看護実践そのもの！である。

　MARでは、対話という言葉が頻回に使われる。対話とは話し合うことであるが、ディスカッションとは異なる。ディスカッションは、英語の原義に遡れば、意見を「壊して」いくという意味がある（細かく砕かれることによって分析が進むと考えられているのであろう）。それに対して対話は、自分の考えを正直に語り、相手の考えをよく聴き、そこに生まれる意味を考え、お互いの意見を「壊す」ことなく、弁証法的な止揚（☞35ページ脚注★24）を体験するように進む話し合いを意味する（☞対話についての詳しい説明は第3章52ページ）。MARに参加する看護師の多くが、自らの能動的姿勢にわくわくし、気持ちの高まりを覚える。そう！実際、MARはわくわくしながら、楽しんで進める実践的看護研究であることを、最初に明言しておきたい。

　なお、本書において、マーガレット・ニューマンの著書からの出典の頁は、特別な記載がない限り、以下の2冊の著作からである。

■Newman,M.A.(1994). *Health as expanding consciousness*(2nd ed.). Sudbury,MA: Jones and Bartlett(NLN Press) ／手島恵訳（1995）『マーガレット・ニューマン看護論──拡張する意識としての健康』医学書院.

■Newman,M.A.(2008). *Transforming presence: The deference that nursing makes.* Philadelphia: F.A. Davis. ／遠藤惠美子監訳，ニューマン理論・研究・実践研究会訳（2009）『マーガレット・ニューマン

──────────────

★5　**自律性と行為能力**　それぞれの持ち場を占める参画者が、外部からの力にしばられることなく、自分の立てた規範に従い、行動していく能力。臨床看護師で言えば、看護の視点から、患者・家族にどのようなケアが求められているかを考え、積極的にカンファレンスで提案し、自ら実行し、そのケアのプロセスと成果を見まもっていく能力。この能力は、生活者として、日常生活においても発揮されるはずである。

変容を生みだすナースの寄り添い：看護が創りだすちがい』医学書院.

全体論のパラダイムの提唱

ロジャーズの看護科学——人間という現象

　まず、全体論に拠って立つパラダイムの話から進めることにしたい。このパラダイムを看護学に導入したのは、マーサ・ロジャーズ（Rogers, Martha E.；1914-1994）であった。ロジャーズは1970年に『看護学の理論的基礎への導入』[6]を出版した。その第2部「人間という現象——看護学における関心事」の中に、かの有名な人間についての5つの前提が書かれている[7]。すなわち以下のようである。

① 　統一された全体としての人間（人間は、独自の統合性を有し、部分の総和以上の、その総和とは異なる特性を示す統一体である）
② 　開放系としての人間（人間と環境は絶えずお互いに物質やエネルギーを交換している）
③ 　生命の定方向性（生命過程は、時空連続体に沿って、後戻りすることなく、一定方向に進む）
④ 　生命のパターンとオルガニゼーション（人間を人間たらしめているのはパターンとオルガニゼーションであり、そこには、人間の革新的な全体が反映されている）

★6　Rogers, M.E. (1970). *An introduction to the theoretical basis of nursing*, Philadelphia: F.A. Davis. ／ 樋口康子, 中西睦子訳（1979）『ロジャーズ看護論』医学書院.

★7　ロジャーズが1970年の初版本で打ち出した人間に関する主要概念は、その後の約20年の間に数回にわたり洗練されている。このことに関しては、筒井真優美（2020）「マーサ E. ロジャーズ——ユニタリ・ヒューマン・ビーイングズ」（筒井編『看護理論家の業績と理論評価』第2版, 248-266, 医学書院. を参照されたい。

⑤　感性と思考力をもった存在としての人間（人間を特徴づけているのは、抽象と表象、言語と思索、感覚と情緒といった能力である）

　ニューマンは、この初版が出版された翌年の1971年、ロジャーズの指導を受けて博士課程を修了した。上記のような前提にもとづく極めて独自な看護科学の概念枠組みが紹介された時、当時の看護科学者の多くは、このような科学を想像だにできなかった、とニューマンは書いている。当時の看護研究は、伝統的な実証主義的・科学的パラダイムに則り、人間を部分に分けることができると考え、それらの要素を測定可能な実体に還元し、部分を操作し、その部分からの知識にもとづいて全体を推定する方法が常識だったのである。

　余談になるが、ロジャーズは博士号を取得したニューマンに、「まだ夢にさえ見たことがない新しい扉を開くあなたの研究を待ち望んでいます」と餞（はなむけ）の言葉を書いて自著を贈っている。そして、ニューマンは、筆者（遠藤）が博士号を取得した時、ロジャーズから贈られたこの本に「あなたは私の夢を叶えるのを助けてくれました。あなたとの共同作業は、私の人生のもっとも意義深いときでした」と書いて、贈ってくれたのであった。その本には、たくさんの星印と数か所の質問マークがついており、ニューマンが丁寧に読んだ様子がうかがえる。しかし、第2部の「人間という現象」の最終頁には、はっきりと「看護学の焦点は、ただ人間ではなく、人間の健康である」と書き添えられている。ニューマンは、ロジャーズの前提をそのままそっくり受け継ぎながらも、早い時期から“健康という現象”に関心が向いていたことがわかり興味深い。

　ニューマンは、ロジャーズのもとで、看護実践と教育と研究に専念した。ただし、ロジャーズの研究方法は、まだ実証主義的・科学的研究方法を採用していたために、ニューマンもそれを踏襲していた。当時は、看護学がやっと科学の領域で認められはじめていた時期であっ

たために、ロジャーズは全体論のパラダイムを強調したにもかかわら
ず、その研究方法は、まだ伝統的なパラダイムに則った研究をすすめ
ており、ニューマンも同様にその方法を学んでいたのであった。しか
し1978年頃から、人間の健康に関する新しい理論、すなわち"拡張
する意識としての健康"の理論を発展させることを始め、やがて看護
の研究方法においても、全体論のパラダイムへの大転換を果たすこと
になる★8。

看護研究にみられる3つのパラダイム

　ニューマンは、実践の科学である看護学という学問の基本的な哲学
的前提と実践上の現実に、全体論が不可欠なことは明白であるにもか
かわらず、看護研究のほとんどが実証主義とポスト実証主義にもとづ
いて行なわれてきていると指摘した。そしてミネソタ大学の同僚2人
と共に看護研究の文献検索を行ない、1991年、既存の看護研究は、
以下の3つのパラダイムいずれかのもとで行なわれていると発表し
た★9。

部分的―決定論的パラダイム
（particulate-deterministic paradigm）

★8　M.ニューマンのパラダイム転換と新理論の創出　ニューマンが最初に出版した
著作は、Newman, M. A. (1979). *Theory development in nursing*. Philadelphia: F. A.
Davis. である。ニューマンは、看護教育の中で看護理論について教えることを試みた
最初の教員として知られている。Newman, M. A. (1986). *Health as expanding
consciousness*. St. Louis: C. V. Mosby . は、HEC理論の著作の初版である。現在私た
ちが馴染んでいる本は、改訂版の邦訳である。これらの本から、ニューマンが全体論の
パラダイムに転換し"拡張する意識としての健康"の理論を創りだす過程を理解するこ
とができる。

★9　Newman, M.A. Sime A.M., & Corcoran-Perry, S.A. (1991). The focus of the
discipline of nursing, *Advances of Nursing Science*, 14(1), 1-6.

相互作用的―統合的パラダイム
　　（interactive-integrative paradigm）
統一体的―変容的パラダイム
　　（unitary-transformative paradigm）

　そして、統一体的―変容的パラダイムにおいて、前2者のパラダイム（既述の言葉を使えば、「実証主義的・科学的パラダイム」と「ポスト実証主義パラダイム」にあたる）とは、大きな転換が生まれていると主張した。

　パラダイムの名称が2つの単語のペアで作られているが、前に置かれた語は研究者による現象の見方を表現しており、後に置かれた語は現象の変化の起こり方を表現している。たとえば、部分的―決定論的パラダイムの「部分的」とは研究者は分割された部分に注目することを意味し、「決定論的」とは、変化が起こる時には、この原因からこの結果が起こるというように直線的であることを意味する。相互作用的―統合的パラダイムは、変化の原因を求める考え方は同様であるが、人間のもつ能力では1つの部分に決められないために、もっと複数の部分とそれらの相互作用に注目し、統合して変化をとらえるのである。それに対して、統一体的―変容的パラダイムであるが、研究者は、そもそも現象は分割不能と考え、統一体性を堅持する。そして変化が生じる時には、突如として変容したかの如くに、変化は全体に現われるということを意味する。表1-1（次ページ）は3つのパラダイムの特徴をまとめたものである。

看護師であるからこそ行なうべき研究

　ニューマンらは、看護の研究はいずれのパラダイムにおいても可能であろうが、統一体的―変容的パラダイムのもとでの研究が実行されないとすれば、それは大いなる片手落ちであると強く主張した。その意味を、更衣を手伝おうとすると暴力的になる老人のケアというテーマを例に説明してみよう。

表1-1　3つのパラダイムの特徴

部分的—決定論的パラダイム

現象は細分化でき、各部分を定義して測定可能

実体は順序性があり、予測可能な結合

変化は先行条件の結果であり、予測とコントロール可能

関係性は直線的で、原因と結果の関係

研究できることは、客観的に観察できる現象のみ

相互作用的—統合的パラダイム

現実は多面的で、状況に依存

実体は状況次第であり、相対的

変化は複数の先行要素のはたらきであり、蓋然的

関係性は直線から相補的へと移行

研究は客観と主観の両現象が可能。客観性、コントロール、予測性は重視

統一体的—変容的パラダイム

人は統一体であり、自己組織化する場として進化

人の場は、パターンおよびより大きな全体との相互作用により確認可能

変化は定方向に進むが、そのプロセスの予測は不可能

システムは秩序と非秩序を経て、より複合的な秩序へ進化

強調すべきは主観的な理解とパターン認識

Fawcett, J. (1993). From a plethora of paradigms to parsimony in worldviews, *Nursing Science Quarterly*, 6(2), 57. より遠藤訳

　第1や第2のパラダイムにしたがった、たとえば、異常行動を鎮めるために手掌のマッサージを用いた介入研究が考えられるであろう。老人の暴力的な行為を治めるには、5分間のマッサージで十分か、それとも10分間のほうが効果的かと考えることができる。あるいは、マッサージは更衣の介助を開始する直前に一定時間行なうことにして、介助者の性別の違い、一日のうちの時間帯の影響など複数の要素を組み入れた研究計画とすることもできる。いずれも実証的な研究であり、得られた結果はそれなりに役立つにちがいない。また、看護師ではない研究者が計画して実施することもできるであろう。しかし、

看護実践は、ケアを受けるものとケアするものとの関係性のプロセスが核となるのであるから、これらの研究結果を並べても、看護学（看護の知）としては不十分であるというのがニューマンの主張である。暴力的になる老人のケアを深く探究するためには、暴力行為という異常行動のみならず、その老人患者全体に注目し、看護師とのかかわりのプロセスに注目していくような研究があってしかるべきである。さらにそのプロセスをとおして、老人も看護師もより成長・成熟できるようなかかわりの研究が求められているという主張である。そして、このような研究は、看護師である研究者こそが行なうべき研究であるとニューマンは考えるのである。

　本書の第2章以下に紹介するMARは、ニューマンの考えに共感し、第3のパラダイムすなわち統一体的─変容的パラダイムに準拠して進めた看護研究にほかならない。

統一体的─変容的パラダイムにおける"パターン"

　ニューマンは、ロジャーズが提示した前提、すなわち全体性、パターン、開放系、定方向性などの前提をそっくり受け継ぎ、そこからはずれることはなかった。しかし、これらの中でさらに洗練を加えた概念が"パターン"である。ニューマンは、このパターンについて、

> 「パターンとは全体を映している情報であり、この情報によって即座に、すべての関係性の意味がわかる。パターンとは存在するすべての物事に本質的に備わっている性質であり、多様性の中に潜んでいる統一性が現われているものである」（1994, p71；原書より遠藤訳）

と定義している。MARを実施するためには、このパターンの概念を理解することが必須であるが、ここでつまずく人もいるので、筆者らなりの説明を加えておきたい。

11

"パターン"の概念は、全体論のパラダイムに準拠して理解する必要がある。すなわち、全体はばらばらに存在する部分が集まったものではなく、すべては関係し合った全体として成り立っていると考える。ゆえに、全体論のパラダイムは関係性のパラダイムでもある。それをふまえて、ニューマンが上の定義で言っている「パターンとは全体を映している情報であり……」を理解されたい。情報には意味がある。そして、すべてが関係し合ったさまは、時間の経過の中でさらに情報が加わることによって、より高度に組織化され、新たな全体のパターンとして開示する。つまり、全体を映しだしているパターンは時間とともに変化するのである。

　たとえば、少ない情報だけでその人を想像していたが、後になってもっと情報を得ることができれば、その人についての理解が増すと同時に、よりはっきり像を結ぶ、あるいは今までと違って見えてくるように。このような、見方、見え方がパターンである。

　すべての現象は、森羅万象あるいは大海原のように、さまざまなモノやコトが多次元に潜在し溶け合っている全体である。ところが、海辺近くに来て1つの波頭が立ち上がった時、私たちは「波」として認識する。その波は、「海」という全体の1つの見え方ではあるが、「大きな波」や「荒々しい波」として私たちの目には映る。これがパターンなのである。そして私が、「大きく、荒々しい波が、今立ち上がった」と思ったならば、その時、1つのパターンが「開示した」という言葉を使う。

看護実践におけるパターン認識の重要性

　ニューマンは、看護実践における"パターン認識"の重要性を詳述し、看護師のものの見方、とらえ方は、部分ではなく、まず全体のパターンをとらえることから始まると主張した。たとえば、看護師が患者の状態の急変に出会った時、注目するのは何であろうか。その患者の全体のありよう、つまりパターンである。看護師は、その患者がいつものパターンと違うと認識し、急変したという意味をつかみ、それ

からいろいろなことを予測しながら細部を観察していくであろう。看護師は、まず全体が表われているパターンをとらえ、そのパターンが映しだす意味を理解し、その意味から洞察を得て、さまざまな看護行為に移っていくのである。このプロセスが**パターン認識のプロセス**である。このように説明されれば、看護師であれば誰しも納得できるのではないだろうか。

パターンの性質について

　さらに、パターンというものをよく理解するために、もう少し説明を加えておく。まず第1にあげたいことは、自分自身も、受精した瞬間から死ぬ瞬間までパターンとしてこの世に開示していることである。このパターンは紛れもない自分自身を示すパターンであり、声のパターン、動き方のパターン、人間関係のパターンなどとして表われる。看護師としてのケアのパターンであったりもする。この自分自身の表われであるパターンは、基本的なありようとして存続しながらも、長期にわたって自らを作りかえ、組織していく。ここで重要なことは、何がこのパターンを作っているかということではなく、どのような関係性として変化していくかである。

　次にあげておきたい特徴として、自分では自分のパターンがわかりにくいのであるが、他者にはその人のパターンがわかる[10]ということがある。ただし、見る人の視点によってパターンの意味が違ってくるということもある。また、情報が少ない段階では、全体のパターンははっきり開示しないこともある。そのような時には時間の経過の中で、あるいはもっと視野を広げてみると、パターン全体がとらえやすく、そこに映しだされている意味もわかってくる。

　ひとたび全体のパターンがとらえられれば、その中の一部の意味も

★10　「自分のことは、自分がいちばんよく知っている」と言うが、実は「自分を知る」ことはむずかしいのである。このことが、ニューマンが推奨するケアリング・パートナーシップのもとでのケアにおいて、患者の語りから看護師が表象図を描き、それを患者に示すというケアにつながっていく。患者は、表象図を見て自分を知ることができる。

わかってくる。つまり、全体のパターンから、部分が見えてくるし、そうなれば、部分から全体も見えてくるのである。パターンとは、そこにパターンという実体があるのではなく、関係し合った現象として「見えてくる」ものなのである。

MARでは、このパターンに注目し、グループ内の対話をとおしての相互作用で開示するパターンの意味をとらえることを重視する。そして経時的にパターンの変化をたどっていく。その全プロセスが貴重な研究データとなる。

パターンについて今はまだはっきりとつかめなくても気にする必要はない。実践をとおして「ああこういうことか！」とわかる日が、必ずくるであろうから。

MAR は、どのようにして創出されたのか

全体論のパラダイムとパターンの意味がわかったところで、次は、筆者らがどのようにしてMARに関心を抱くようになり、その方法を創出したかについて述べたい。その引き金になったのは、ニューマンが描いた個人から家族へ、そして家族から地域へと拡張する全体性のパターンの図であった。全体論であるから、患者だけを取りだすとか家族だけを取りだすとかいうことは不可能である。1人の患者のパターンには、その家族の、そしてその地域のパターンが反映しているし、またその逆も真である（図1-1）。この個人―家族―地域というパターンへの関心がMARという方法の創出につながったのであった。

1）患者と看護師の対話

ニューマンが推奨したのは、看護実践の中での患者と看護師のパートナーシップで進める対話、すなわち**ケアリング・パートナーシップ**と呼ばれる看護ケアである。まずこの話から始めよう。

ニューマンは、患者が病気を体験しているプロセス（ニューマン理

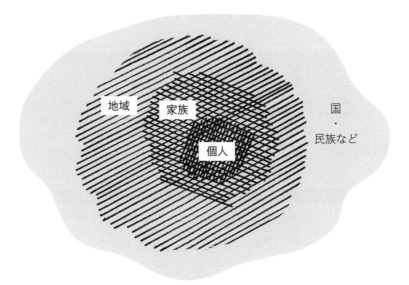

図1-1　個人―家族―地域の全体性
Newman/手島訳, 1994/1995, p21をもとに一部改変して作図

論にもとづく言葉を使えば、患者の健康体験のプロセス★11）で、看護師は、窮地に陥っている患者に「あなたにとっての意味深い人間関係や出来事についてお話しください」と誘い、両者で対話をすることを推奨した。

◆ニューマンが推奨する患者との対話の概略★12（次ページ）
① 患者と相互関係性を築く。
② 患者を人生における意味ある事柄や人間関係についての対話に誘う。対話が実現したら、その後で、次回（フォローアップの

★11　**健康体験のプロセス**　ニューマンは、ひとつの視点を反対の視点と合一化すると、新しい包括的な視点が生じるという、ヘーゲルの弁証法的合一の考えをふまえて、"疾病"をその反対である"非疾病"と合一化して、新しい"健康"の概念を生みだした。それにより、ニューマン理論では、病気も健康のプロセスのひとこまであるととらえ、一般に言われる病気体験も「健康体験」と表現される。

対話）に備えて、患者の語りをもとにした表象図★13などを準
備する。
③　フォローアップ対話をする（時に複数回）。
④　理論にもとづき、患者の語り（データ）を、パターン認識と
その後の変化の方向性の観点から吟味する。

　意味深いことを語ることによって、そこにその人全体のパターン、
すなわち、その人のありよう全体が如実に表われてくる。看護師はそ
のことを表象図に描き、患者にフィードバックする。いわば、その人
の人生パターンが可視化された表象図と向き合うことによって、患者
は自分のパターンを、客観的に見ることができる。パターンが映しだ
している情報から、自分の今までの人生の意味、自分が今生きている
意味などをつかむことができる。
　自分はどのようであるかは、自分にはなかなかわからないものであ
る。そこで、看護師がパートナーとなり、その患者の語りを表象図に
描いて、それを患者と分かち合うのである。
　筆者（遠藤）は、この対話のプロセスを、全体論のパラダイムにお
ける看護介入（nursing intervention）★14として活用し、卵巣がんを

★12　ニューマンの対話に関する最初の説明は、Newman/手島訳（1994/1995）の「付
録：拡張する意識としての健康の研究プロトコール」であった。しかし、この説明には
多分に実証主義的な考え方が残っている。たとえば、患者との対話に関して、「インタ
ビュー」という言葉を用いている（手島訳では「面接」）。インタビューはデータをとる
ために相手の回答を引きだす方法であり、実証主義の研究方法と言えるであろう。ニュ
ーマンはその後多々修正してNewman/遠藤監訳（2008/2009）の「資料A：拡張する意識
としての健康の理論に基づくプラクシス：パターン認識の過程」を著わした。ぜひ、
この新バージョンを読んでいただきたい。
★13　**表象図**　パターン認識を促すツールとして描かれる。語りに現われた具体的な
内容（具象レベルの内容）をすくいあげて、人間関係の観点からイメージを描き、関係
性と出来事を表わした図にする。この図は、意味を表わした表象レベルの描写である（知
覚可能な形で示される）ので表象図と呼ぶ。関係性を表わす記号には、たとえば、両側
の関係性には←→、一方向には──、断裂には#、いさかいには∧∧∧、関係性不明の
場合には……を使う。その場で描くこともあり、手書きでよい。

16

病む患者と試みた。患者は、自己の人生における意味ある人間関係と出来事を語り、看護師であった筆者は、その語りを傾聴し、対話し、そしてその語りの内容を経時的な表象図として描いた。そこには、患者のパターンとそのパターンの変化のプロセスが鮮やかに開示したのであった。数日後、筆者はその表象図を患者と分かち合った。患者は表象図に表われている自分のパターンを認識し、「これこそまさに私です」と言い、そのパターンが映しだしている意味から洞察を得て、新たな進むべき方向を見いだしたのであった★15。筆者から表象図を示されることによって、患者は自分ではわからなかった自分のパターンが、今やはっきりわかったのである。患者は自分自身で自分が進むべき方向を見いだし、自ら歩みだして大きく変容を遂げたのであった。**これが、ニューマン理論にもとづく患者と看護師のパートナーシップのもとでの対話によるケア、別名ケアリング・パートナーシップのケアである。**

　筆者（三次）も、終末期で苛立つ男性患者と、このケアリング・パートナーシップを試みた。患者は、終末期を行ったり来たりしながらも、タイミングよい看護師との対話が織り込まれることで、自己のパターンを認識し、自己の人生の意味をつかんで、死の直前に大きな変容を遂げたのであった★16 (次ページ)。

　人間は、自己のパターンを認識し、そこに意味を見いだすことがで

★14　**全体論のパラダイムにおける看護介入**　一般に看護介入という言葉は、実証主義のパラダイムのもとでの表現である。患者の抱える問題点に対して、現象を部分に分け、看護師が原因とみなした現象に操作・介入することによっての問題の解決を図る、すなわち、原因・結果の仮説的考えにしたがって対策を講じるという意味である。たとえば、不安が強い患者に対して、その患者の不安という部分に注目し、不安を鎮めるために、音楽を聴いてもらおうという考え方である。それに対して、全体論のパラダイムにおける看護介入においては、看護師と患者のパートナーシップのもとで、両者が相互作用し、ともに変容をめざすことになる。

★15　遠藤惠美子 (2001)『希望としてのがん看護：マーガレット・ニューマン "健康の理論" がひらくもの』医学書院 . の第 1 章「ターニングポイントとしての "がん"」、第 2 章「"がん" で死ぬことの意味」

17

きれば、自らの内部の力を使って自己組織化し、変容を遂げて拡張するプロセスをとるというのがニューマン理論である。ニューマン理論では、この拡張していくプロセスは病気があってもなくても同様であり、これが"健康体験"であり、また"健康のプロセス"であると主張されている。

2）ケアリング・パートナーシップの拡張——患者と看護師との対話から、患者を含む家族と看護師の対話へ

　図1-1をふまえて、では、1人の患者とのパートナーシップを超えて、患者を含んだ家族との対話になったらどうなるのだろうかということが、次の関心事であった。そこでは同じように、「あなたとご家族にとっての意味ある人々と出来事についてお話を聞かせてください」と誘い、患者を含んだ家族と対話の機会をもち、彼らとパターン認識のプロセスをたどった。家族が全員そろう必要があるというような条件を設けることはなかった。全体性のパラダイムにおける看護介入は、実証的研究のように状況をコントロールする必要はなく、実践的研究として、実践の可能な状況下で進めることをよしとするからである。面談を2回、3回と進めるプロセスで、家族が加わったり、減ったりすることも許される。なぜならば、これが現実の人間社会であり、臨床の場なのであるから、現実を歪めるようなコントロールをすることは求められない。

　患者を含む家族との対話の過程は、患者個人がパートナーであった場合と同様に、患者も家族も自分自身と自分たち家族のパターンを認識し、そのパターンから意味を見いだし、自分を立て直して「自己組織化」し、混乱状況を抜けだして拡張した★17。

★16　Mitsugi, M. (2019). A transforming process based on Newman's caring partnership at the end of life. *International Journal for Human Caring*, 23(1), 40-50.

3) ケアリング・パートナーシップのさらなる拡張——複数の臨床看護師と看護教員の対話

　次なる関心は、研究参加者がグループになった場合はどうなるであろうか、ということであった。筆者ら（研究者の立場）は臨床の実践家である看護師のグループとパートナーシップを組んだ。そして、研究者と病院の看護師の共同プロジェクトとして計画され、病棟のケアに関する看護師らの心からの“願い”[18]を掲げた、拡張したケアリング・パートナーシップ、すなわちMARが実行に移された。まず、1人ひとりが自らの思いを正直に語り、他者が語ることに誠実に耳を傾ける対話を促した。そこで起きたことは、患者や患者を含む家族の場合と同様であった。対話をとおして看護師1人ひとりが自分のパターンを認識し、そこに映しだされた意味をつかみ、それぞれに新しく進むべき方向を見いだしながら進化していった。看護師個人の変容は看護師グループ全体に波及した。さらに、その看護師らが所属するチームにも波紋は広がり、掲げられたケアの“願い”は共有され、より集合的な実践となって成就されていくという、拡張する軌道をたどったのである。この体験を通して、患者や患者を含む家族とのパートナーシップ同様に、グループ内でパターン認識を支援し合いながら対話を行なうことの意義を確信した。

　個人、家族、そしてグループとのケアリング・パートナーシップ、そしてケアリング・パートナーシップを拡張したグループとのMARは、同じ理論、同じ方法論にもとづいて形成され、パターン認識を大

★17　遠藤惠美子（2001）『希望としてのがん看護』の第3章「自己組織化する“がんを病む家族”」

★18　**心からの“願い”**　“願い”とは、現状に対する問題点の指摘ではなく、看護師らが「こういう看護がしたい」とか、患者・家族、あるいは地域住民が「より自分らしくなりたい」とか、能動的な意思とともに主体的な意志が込められた思いが、はっきりと意識にのぼることである。

切にし、そのパターンに開示している意味に焦点をあてることで進んでいった。そのプロセスには参画者の自己理解の深まりや他者との関係性の変化など、さまざまな側面があるが、どの側面から見ても、そこには他の側面もまた映しだされていた。人間は統一体であり、常に身近な人的・物的環境から、社会・文化的環境、大いなる自然環境に至るまでのすべての環境と相互作用しながら進化している存在であるという、全体論のパラダイムに立ってみれば、それはきわめて当然なことである。

■追記：MAR の独自性について

　冒頭に述べたことであるが、ホルターとシュワルツ-バルコットが示したミューチュアルアプローチのアクションリサーチ（AR）と私たちのミューチュアル・アクションリサーチ（MAR）との違いについて、再度説明を加えておきたい。しばしば混同されるからである。私たちは、ホルターらのARが研究者と実践者の共同アプローチに焦点があてられているために全体性のパラダイムに準拠しているように思ったのであるが、論文をよく読んでみると、実践における「問題」とその「原因」、および可能な「介入方法」について、研究者と参加者が対話を通して相互依存的（ミューチュアル）に理解を深め、問題となる状況の変化を意図した計画を立案し、実施するという内容であった。これは、ミューチュアルアプローチという名を付けてはいても、伝統的な科学的研究のパラダイムにもとづくARであり、不分割な全体性にもとづく私たちのMARとは明らかに違うと理解するに至った。それゆえ、私たちが志向するMARでは、実践における"問題の解決"ではなく、参画者に内在する実践活動上の、あるいは実生活上の"願いの実現"がそのめざすところであることを、明確に表現するようにしている。

“ニューマン・プラクシス・リサーチ”として の MAR

　ニューマンは、「私たちの学問の知は、理論に基づき、研究の形をとっており、かつ実践と結び付かなくてはならない」（2008/ 遠藤監訳 2009, p19）と述べた。さらに、「理論が看護実践として具現化しており、組織的な研究のプロセスと結びついたとき、看護プラクシスを構成する」（同 , p22）とも言った。MAR は、ニューマン理論に導かれた研究と実践の融合である実践的看護研究であり、別名 “ニューマン・プラクシス・リサーチ（praxis research）” あるいは “リサーチ・アズ・プラクシス（research as praxis）”、すなわち実践としての研究とも呼ばれている。

　ここで、**プラクシス（praxis）** の意味を理解するならば、さらに MAR が宿す哲学的に深い意味をつかむことができ , さらなる勇気がわいてくると思われるので、少し説明を加えたい。

　プラクシスの語源はギリシャ語であり、理論と実践を統合した意味がある。アリストレテス（前 384-322）とその時代の哲学者らがすでに用いていた概念であったと言われ、その本質には、倫理的な行為をめざして、すなわち “善” をめざして一心に努めるプロセスという意味がある。善は、英語で表現すれば、right（正しい）ではなく good（善い）である。正しいかどうかは行為の動機や目的が問われるが、善いかどうかは、その行為をするその人そのものが問われる★19 のである。

★19　**正（right）と善（good）**　倫理原則（自律、無危害、善行、正義など）を重視し、行為の動機や目的を分析し、「正しい（right）」という倫理的な判断を導きだす考え方は、義務論と呼ばれる。一方、行為をする人自身の性格特性を問う倫理は、徳の倫理（virtue ethics）と呼ばれ、行為者が「善（good）」であるかに焦点があたる。1970 年代にバイオエシックスの台頭によりすたれたが、近年また注目されている。ニューマン理論は、後者の徳の倫理をふまえていると、私たちは考えている。

また、「プロセス」とされているところに注目していただきたい。単なる善行そのことではなく、善い行為を導くその人の賢明な判断の連続的プロセスの全体を指す言葉なのである。つまり、プラクシスとは倫理的な善に裏打ちされ、かつ、すぐれた知を伴う実践を追いつづけることである。その後、ヘーゲル、マルクス、サルトル、あるいはフェミニズムなどの、さまざまな理論や主義主張のもとで使われてきた。その意味合いはそれぞれ異なるにしても、根底に、より望ましい方向に世界を変容させたいという強い願いがある点では共通しているように思われる。

　ニューマンは、"拡張する意識としての健康"の理論に導かれるプラクシスを**看護プラクシス**と命名した。それは、2人またはそれ以上の人間の場が浸透し合い、情報を共有し合うことによって、それぞれのパターンが明確に開示し、そのパターンが映しだしている意味がつかまれ、そこから、自分はどうしたらよいかという点で洞察を得て進化していくプロセスであるとされるが、また同時に、それは看護理論、研究、実践のダイナミックな相互作用のプロセスを体験することとしても考えられている。ニューマンは、こうした看護プラクシスによってこそ、看護の知の発展があると主張したのであった。

らせん状に進化するプロセス
──それは巻貝のごとし！

1）ニューマン理論にもとづく説明

　この章の最後は「らせん状に進化する」ということについて説明することにする。MARは、ある点から次の点へ直線的に進化するというようなものではない。そのプロセスのイメージとして、筆者らが「らせん状に進化していく」と表現している、その意味を考えてみたい。MARがめざす進化は、過去の部分を切り捨てることなく、それを巻

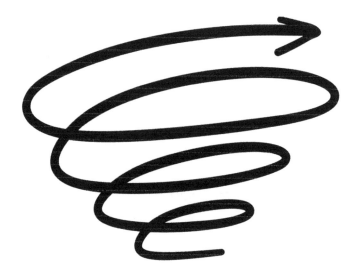

図 1-2　MAR がめざす進化のイメージ

き込みながら、かつ飛躍と停滞を繰り返しながら、時間の経過ととも
に進化を遂げていくということである。そのさま（図 1-2）を、筆者
らは「巻き貝のごとし！」と表現している。その "巻貝" の平面図を、
私たちが組織する研究会[20]のロゴマークとしている。

　MAR のプロセスがらせん状に進化を遂げていくイメージを、ニュ
ーマン理論にもとづいて説明しよう。それは、理論の重要概念である
"パターン認識" と同時に、そのパターンが映しだしている情報の意
味から「洞察」を得て、どう進むべきかがわかり、一歩を踏みだして
「変容」を遂げるプロセスである。

★20　ニューマン理論・研究・実践研究会　2007 年 2 月に 15 人
のメンバーが集まり、「ケアリングのサイエンスとアートの探究」
を掲げて立ち上げた。2016 年 8 月 2 日、特定非営利活動（NPO）
法人ニューマン理論・研究・実践研究会として東京都の承認を得
た。現在会員数は約 150 名。毎年、対話集会や学習会などの活動
を一般の参加者も募って行なっている。☞ http://www.
newmanpraxis.gr.jp/

研究会のロゴマーク

もう少し具体的に説明するならば、人間は、困難に直面していると
き、自分の過去を巻き込んで開示しているパターンに意味を見いだす
ならば、そこに新たな考えを得て、その方向に一歩を踏みだし、困難
を乗り越えていく。そのプロセスでは、ときには飛躍的な進化を遂げ
るが、停滞するときもある。いずれにせよ、人間は、このプロセスを
繰り返しながら進化していくのである。私たちは、このさまを「らせ
ん状に進化するプロセス」と呼んでいる。

2）プリゴジンの散逸構造理論に重ねた説明

　らせん状に進化するプロセスは、人により、また状況により、リズ
ムや速度が異なり、多様な軌跡をたどるが、決して後戻りはしない。
このプロセスは、ニューマン理論と重なり合うプリゴジンの散逸構造
理論（☞補章-1、163ページ）に重ねて理解するのがいい。むずかしいか
もしれないが重要なポイントなので、かいつまんで説明しておく。
　人間というシステムは、普段はリズミカルで予測可能な変化の範囲
で生活している。しかし、予測不能な出来事に突然見舞われることも
ある。すると、そのシステムは大きく「揺らぎ」、続いて無秩序で対
処困難な混乱の中に押しやられてしまう。この状態は、カオス（Chaos、
混沌）という言葉で表現される場合が多い。そのカオスの中であって
も人間は一所懸命に「自己組織化」を遂げ、やがて、以前よりも進化
したレベルに至って、より高度な秩序を回復して安定する。このプリ
ゴジンの考え方と重ねて、ニューマンは、カオスの状態が長引くとき
にこそ看護師の支援が必要とされ、その本質は、進化のプロセスを促
進する「豊かな環境となる」ことであるとした。それにはケアリング・
パートナーシップによるケアが必須なのである。
　どのような説明であっても、人間の進化のプロセスは直線ではなく、
らせん状にカーブを描きながら、上昇するイメージが思い浮かぶので
である。このカーブがどのように進むかは、自分で予測できるもので
はない。プロセスを振り返ってみた時、進化のあとが見てとれるので

ある。すなわち、新しい見方や考え方を得て、新しい生き方を創りながら、途切れることなく過去を統合して成長してきたことがわかるのである。

3）プロセスの局面

　このプロセスで、カーブに注目する私たちは、カーブから次のカーブが生じるまでの間を「局面」という言葉で呼んでいる。「段階」という言葉を使うと、一段ずつ区切られたステップをイメージさせてしまい、らせん状に進むプロセスにはそぐわないからである。

　筆者らが実施したMARのプロセスを振り返ってみれば、すべて、このらせん状に進化するプロセスをたどっていた。順調に進んだ局面もあれば、大きく飛躍した局面もあった。また長く停滞した局面もあった。しかし、プロセス全体を見渡せば、かならず右肩上がりに昇っていくプロセスをたどったのであった。

　第2章以下で紹介する4つのMARの実際では、ニューマン理論にもとづくMARの核心として述べてきた以下の3つのポイントが、バリエーションをもって織り込まれている。

① 　2組の参画者らによるグループ内対話をとおしてのパターン認識の重視
② 　両者でめざす"願い"への志向
③ 　両者のパートナーシップのもとに生まれる、らせん状に進化するプロセスの重視

　MARの実際❶（第2章）は、禁煙というやや古いテーマであるとはいえ、看護師の見方・考え方が変われば、看護ケアが変わるということ示した、劇的な展開の事例であると思う。内容は、喫煙に関する認識や患者への禁煙支援に関して、臨床看護師らと看護教員らがパート

ナーシップを組んだMARである。

　実際❷（第3章）は、臨床看護師らと看護教員らのパートナーシップのもとで、看護師らの"願い"である終末期患者とそこに寄り添う配偶者へのケアの創出をめざして、若手看護師らによる看護実践の事例提供とMARチーム内での対話をとおして、病棟の中に新たなケアを創出していくプロセスを示した、きわめて実践的なMARである。

　実際の❸（第4章）、❹（第5章）は、人間の生活の基本である生活習慣に関して、医学モデルを超えて、がんに対する見方、とらえ方を大きく転換させ、その上で全体性のパラダイムから生活習慣を考えたMARである。❸は地域のがんサバイバーとその家族と私たちのパートナーシップであり、❹はがん患者のケアにあたる臨床看護師らとのパートナーシップである。

　いずれも、組織的な研究として実施され、研究成果として数々の既発表を有するが、本書では、実践のプロセスに重きをおいて、物語風に記述するように努めた。

看護師の見方・考え方が変われば、看護が変わる

　MARの実際として最初に、循環器系病棟入院患者の禁煙支援に関して看護師と看護教員がパートナーシップを組んで進めたプロジェクトを紹介することにしたい。循環器病棟にふさわしい禁煙支援をめざし、患者のケアとなる実践をしたいという看護師の"願い"に発する活動が、やがて入院患者も巻き込んで他の病棟にも波及するプロセスをたどった事例である。看護師らの"ケアパターンの認識"が進化の鍵となった典型をみることができる。

　筆者（遠藤）が、ある県立の看護大学に赴任してすぐのことであった。もう新年度になっていたのであるが、あまりお金がかからない研究計画をなるべく早く出すようにという連絡を受けた。その県は、たばこの栽培量が多いことから喫煙者も多いであろうと予測し、喫煙する看護学生らとのMARを考え、まず、校内の喫煙場所周辺を見に行くと案の定、喫煙する学生が目についた。そこで、喫煙する学生に集まってもらい、禁煙の必要性について話をした。それに対して学生らは、そうしたいが、なかなかそれができないと言う。次に、MARの説明をすると、グループの中で自分のことを話すのは好きではないという反応が強く、学生らとグループで禁煙対策に取り組むという当初

の目論見ははずれ、学生とは個別のパートナーシップをめざすことに切り替えた。それではということで、次に、少し大がかりになるが、病院の臨床看護師らとパートナーを組んで、医療の場における禁煙推進に取り組んでみようという方向に考えが動いた。

MAR の実施に向けて

1）実施者側のウォーミングアップ

　筆者（遠藤）が担当する成人看護学の教員全員に集まってもらい、考えているテーマと、それを MAR として実施したい旨を説明した。全員の賛同を得た後、実施計画について具体的な話し合いを重ねた。その結果、県立病院の臨床看護師と大学の看護教員とのパートナーシップで進めようということにまとまり、MAR の参加要請先には県立病院 A と B の 2 つを選んだ。それと同時に、教員間ではマーガレット・ニューマンの理論と MAR の考え方の学習会を繰り返し、実施者側における共通した土台を築く努力をした。教員はフローレンス・ナイチンゲールの看護論や薄井坦子氏の看護論にもとづく実践や看護研究に親しんでおり、ニューマン理論の学習や研究にも積極的な関心を示し、学習会を開く時間を計画してくれた★21。

2）MAR の趣旨を共有したパートナーを得るための土台固め

　私たちは 2 つの病院の看護部に、臨床看護師の協力を得るためのお願いに参上した。教員グループと共同で進める研究の趣旨を説明した

★21　MAR の実施にあたっては、実施者側のメンバーが理論、研究方法などを含む趣旨について共通の理解を得ることが土台として不可欠であって、そのための時間を惜しんではならない。学習会を開催する場合には、ニューマン理論の初学者が多数であるか、関心の度合いはどのくらいか、参加する時間的な余裕はあるかなどを考慮して準備を進める必要がある。

ところ、看護部の方々は即座に快諾してくれた。しかし、理由はわからないが、その直後にB病院の喫煙所が取り除かれ、観葉植物のルームに変わってしまった。その時点で、目当てはA病院にしぼられた。A病院の看護部長は、看護師長会で情報を流し、私たちをパートナーをとして受け入れる病棟を募ってくれた。その結果、最近入院患者の喫煙をテーマにして患者調査を行なった循環器系病棟の看護師らが応じてくれるであろうという返事をもらった。教員グループは喜び勇んで、まずは看護部に御礼の挨拶に駆けつけた。そして、MARという、まだ経験したことがないであろう共同研究の概要を説明した。鉄は熱いうちに打て！である。

¶ この時期を要約すると

　最初は、《MAR実施に向けて、実施者側のウォーミングアップ》の局面と呼ぶことができる。発案者らは、探究したい関心事を明確化し、次いで一緒に進めていく仲間への呼びかけを経て、学習を進めるなかで、考え方と方向性を共有し、関係づくりをめざしている。

　続いて、《MARの趣旨を共有したパートナーを得るための土台固め》として、依頼先の施設の上層部の理解と支援を得るための努力を行なった。その結果パートナーとなる臨床看護師らを得ている。

　この期間は約2か月を要した。

パートナーシップの成立

　循環器病棟の看護師有志らと第1回の集まりを開催した。メンバーは、看護師側6名、教員側6名の計12名であった。これが本MARの固定メンバーとなった。ただし、学習会への参加者の人数は勤務の都

合で動きがでること、また、新しく参加を希望する者があれば、いつでもオープンに迎え入れることを全員が了解した。パートナーシップを申し込んだ教員側から、MARという実践的看護研究の意図ならびにそれを支えるニューマン理論について説明し、質疑応答と対話を繰り返して、この考え方で進めることの了解も得た。それから、学習会開催日、開催場所を決めた。また、倫理的な配慮★22についても具体的に申し合わせた。看護師側からは、「自分がやれるだろうか?」「何をするのか不安だ」という声が聞かれる一方、「どんなふうに進んでいくのかしら?」「面白そう!」「楽しみ!」などと、好奇心にかられた積極的な声もあがった。そして、ただでさえ忙しい循環器病棟の看護師らが、一緒にやってみようという気持ちでまとまった。教員側はその迫力に目を見張り、この看護師たちとMARのプロセスをともに体験できることをよろこんだ。

　まずは禁煙支援ケアをテーマにした学習会をもつことにし、喫煙について自由に語る時間にあてた。看護師らは、隠れて喫煙している具体例をあげたりしながら、それについて自分が思っていることや、患者にはたらきかけた体験を自由に語りはじめた。入院患者の喫煙状況について分かち合われてからは、「禁煙は必要だが、病棟内で禁煙に向けたケア指針は定まっておらず、看護師によって対応が異なる」「よくないとは知りながら、規制することは患者のストレスになるだろと思うと見過ごしてしまう」「指導したいと思っても具体的な方法がわからない」「時間がないこともある」などの発言が続いた。

　入院患者の喫煙・禁煙に関して自由に語り合う学習会は、看護師側がリードしてさらに続けられ、やがて、「この循環器病棟にふさわしい禁煙支援をめざしたケアの指針をつくりたい!」という声で全体が一致した。しかし、交わされる発言内容は、相変わらず「患者に禁煙

★22　2組(あるいはそれ以上)のパートナーシップにもとづくMARでは、倫理的配慮が重要である。留意すべき点については☞第6章(152ページ)。

をさせなければならない！」という発想で終始していた。筆者は、看護師自身が自分の見方や考え方のパターンを認識する必要があると思い、「私たちは、喫煙の害や正しい禁煙指導方法について、具体的にどのくらい知っているのかしら？」と投げかけた。この一言は、メンバー1人ひとりに自己のありよう、すなわちケアパターンの認識を促すきっかけを作った。しばらく沈黙が続いた後、1人の看護師が「まずは自分たちが喫煙の害と有効とされる禁煙指導の方法について学び、理解を深めよう」と発言した。それに呼応するかたちで、患者の喫煙を「やめさせねばならない」という発想をはなれ、自分たちの喫煙に関する知識不足の自覚へと大きく舵が切られたのであった。教員側はそれをもちろん支持するとともに、この機会をとらえて、MARのプロセスでは参画者らのパターン認識によって転換期を迎え、さらにまた新たな転換期を迎えることで進化していくという見方を説明した。これからもまた新たな転換期を迎えるであろうこと、つまり、らせん状に進んでいくプロセスこそがMARの特質であると続けた。そして、私たちは今、らせん状のプロセスの最初の転換期にいることを説明した。これまでの対話をとおして進化を遂げたことを自覚できたことで、メンバーのMARへの関心はいっそう高まったと言える。

　今後は、理論と実践をすり合わせながら進めることで、自分のケアのパターンを認識し、そのなかで、新たな進化のパターンが開示してくるであろうということが分かち合われた。

¶ **この時期を要約すると**
《双方の参画者による趣旨の共有、そして、パートナーシップの成立》という、初期のプロセスにおける2つ目の重要な局面である。
　全体論のパラダイム、ならびにニューマン理論とMARの概要の理解を経て、趣旨どおりMARを進めることの承認を得た。その上で、具体的な申し合わせ事項が決められた。続いて、自由な

対話を重ねる期間があり、自己のパターン認識への支援へと進んでいる。

この間、約 2 か月を要した。

関心の広がりと、ケアパターンの開示

MAR メンバー全員は、それぞれに喫煙の害や禁煙指導に関する学習にとりかかり、折よく開催されていた禁煙に関する学会にも参加した。テレビで放映された「ためしてガッテン！たばこの害」や「禁煙サポートプログラム」などの DVD も役立った。日本看護協会の県支部総会に合わせて、看護師らの喫煙体験と禁煙に関する簡単な意識調査を実施し、禁煙支援の探究が看護にとって意義あることも確認した。そして、5 月の国際禁煙週間に向けて、禁煙の意義について A 病院全職員に向けた学習会を計画し、広く呼びかけた。出席者のほとんどが喫煙者であったと思われるが、25 名もの参加があった。

すでに MAR チーム結成後 4 か月が過ぎていた。この間にメンバーは学習を重ね、知識を蓄えていくなかで、今までの自分たちのケアパターンが明確に見えてきた。それは、喫煙の害や禁煙の指導方法も十分知らぬまま、また、喫煙を続けている人の気持ちやとりまく環境を理解しようとしないまま、患者に喫煙をやめるようにと一方的に忠告してきた姿であった。その結果、問題点だけに注目するケアパターンを認識した看護師に反省が生まれ、やがて、喫煙者の立場を理解した発言がふえてくる時期を迎えた ★23。

¶ この時期を要約すると

この時期は、《喫煙と禁煙に関する知的関心の広がり、そして、喫煙者への今までの自己のケアパターンの認識と反省》が開示する、第 3 の局面と呼ぶことができる。

「知識の蓄積があれば、看護実践はさらに意味深い行為となって開示する」をモットーに、教員側が音頭をとり、さまざまな形でチームを導いている。

この間も約2か月を要した。

"願い" の表出と、新たな発想の出現

学習会での看護師の発言には、「禁煙に挑戦している患者の頑張りが見えて、励ましの声をかけたくなった」「禁煙をしたいと言っていた患者をどうサポートしようかと考えるようになった」など、喫煙者の立場を考えながらの発言がふえてきた。教員らは、看護師の発言に興味を感じながらも、まだ、看護師自身のケアにかける "願い" が、具体的に表出されていないように思われた。そして、そのような状態に焦燥感を抱きはじめてもいた。

その壁を破ったのは、看護師のメンバーからの「患者は喫煙をきっかけに話し仲間になっている」という発言だった。「喫煙所で、他の人の話を聞いたり、自分の病状を話したりすることで患者は心が落ち着くようだ」というのを受けて、教員側のメンバーの1人が「たばこはよくないけれども、患者同士がしゃべり合う場があることは大事」と発言した。この2つの発言から、「たばことは関係なく語り合える場はできないだろうか?」「すでに禁煙している患者が、禁煙に関心がある人にとっての促進因子になれないだろうか?」「知識をどうす

★23　ここまでに約半年を要している。時間がかかりすぎるように思われるかもしれない。しかし、知識の蓄積と実際に踏みだすための心構えを固めることが、決定的に重要である。ここは教員側の出番で、機会あるごとに有効な文献を解説したり、学会を紹介したり、全体論にもとづく人間の見方や人間と環境が相互作用するパターンなどの理解を共有することに努めた。MAR を支えているニューマン理論にもとづく見方、考え方の学習は必須であった。

れば届けられるだろうか?」という発言が引きだされ、それから次々
と以前にはなかった、具体的に「どうする」につながるアイデアが飛
びだしてきた。そして、「現在の入院患者のどのくらいの人が喫煙し
ているのだろうか?」という問いが生まれ、早速、入院患者の喫煙状
況を調べることになった。

　それから1か月後の学習会では、入院患者の喫煙状況一覧表が準備
され、「入院患者36名中13名がすでに禁煙達成者であるが、入院を
機に現在は禁煙中の患者や、まだ喫煙中の患者もいることがわかった。
すると、1人が「この禁煙を達成した人たちの体験談を活かしたプロ
グラムは作れないだろうか?」と発言した。この発言を皮切りに「彼
らの体験を聞くことは、喫煙できないでいる人に役立つにちがいない」
「他人から一方的に指導されるよりも、体験者の話を聴いて、自分で
禁煙を決断するほうがずっといい」「この循環器病棟に入院した体験
から、禁煙に成功して、その体験を家庭に帰ってからも役立て、地域
での禁煙促進者になってくれたなら、こんなにいいことはない!」な
どという考えが続出し、メンバー全員がうなずき合った。そして「禁
煙している人も禁煙していない人も集まって、語り合い、聴き合い、
学び合う会を開催しよう」「そうだ、名前は"たばこしゃべり場"だ!!」
と進んだ。メンバー全体が高揚し、興奮した雰囲気に包まれた。

　この学習会によって、支援プログラムのイメージが一気に具体的に
ふくらみ、MARチーム全体が大きく変容を遂げたのであった。

¶ この時期を要約すると

　この時期のMARメンバーを集合的にとらえてみると、大きく
変容していることがわかる。この《循環器病棟の看護ケアの"願
い"として、"たばこしゃべり場"開催という発想の出現》を迎
えた局面で、らせん状に進化するプロセスは、大きくカーブを描
いて飛躍的な上昇を遂げたと言えるであろう。

　対話は、他者の発言を否定することなく、その発言を受けて、

それをさらに進化させていくように発言を奨励することが重要である。「自分の考えを語り、次に相手の話をよく聴き、さらに自分の考え方のパターンを認識するなかで、新しい考えや行動を創出していく」というニューマンが奨励する対話、すなわち止揚[*24]をもたらす対話が、MARプロジェクトを進化させていく要になる。

この期間も2か月を要した。

計画書の作成から実践へ──"たばこしゃべり場"の開催

1）計画書の作成

第1回"たばこしゃべり場"開催に向けて、計画書を書き上げた。その内容は次のようであった。

◆ 現在喫煙している患者でも禁煙を達成している患者でも、希望者は"たばこしゃべり場"に参加し、自分の喫煙や禁煙体験について自由に語り、相手の話を聴くという"対話"に集中する。

◆ 参加している患者もMARメンバーも、自分自身を振り返り、自分のパターンを認識することをめざす。

◆ 喫煙者は自分で決断して、やがては自分だけでなく、家族とともに禁煙活動の推進者になることをめざすようになってほしい。

★24　止揚　ヘーゲル哲学の用語。「弁証法的発展では、事象は低い段階の否定を通じて高い段階へ進むが、高い段階のうちに低い段階の実質が保存されること」（広辞苑、第6版）。一般に、「正」と「反」から「合」を生みだすという言い方をする。ニューマンが「疾病」と「非疾病」を合一化して、両者を含んだ新しい「健康」の概念を創出したことも、この止揚の考え方に基づいている（☞第1章の脚注★11）。

◆　MARメンバーは、彼らの語りを聴き、今までの自己のケアパターンや教育パターンを認識し、禁煙指導についての新しい学びをすることをめざす。

　計画書の作成作業中にも、循環器病棟の看護師の間からは「病棟のケアの哲学を盛り込もう」「ここが禁煙支援の震源地になってほしい」などの積極的な声があがり、看護師らは大きく拡張した。これらは循環器病棟の看護師の"願い"となり、計画書に盛り込まれた。また、「禁煙しましょう」という言葉は、もう聞きあきているので何の効果も生まないであろうという理由から、この会では禁句とすることも計画書に明記された。

　"たばこしゃべり場"の会場は病棟の食堂、時間は午後の1時間、MARメンバーは可能な限り参加するなどの約束事を決めた。「どなたでも参加してくだい」というポスターを作り、入院患者に呼びかけた。

2) 第1回"たばこしゃべり場"での感動体験

　しかし、第1回"たばこしゃべり場"への患者の参加はたった1人、しかも、すでに禁煙に成功していた方であった。その1人をMARメンバーの参加者9名（看護師5名、教員4名）が囲んだ。

　体験談は「吸うことは男として誇りのように感じていた」という言葉から始まった。喫煙を始めた若い頃の話から発展し「手術前にやめるように言われてもやめられず、点滴台を押してでも吸いに出た」「手術後痰が出ずに、何回も管を突っ込まれて死ぬ思いだった」と話し、さらに、「その時、医師の後ろに亡くなった母親の顔が見えて、お袋が助けてくれたと思った。そして、たばこをやめようと決断した」と語り、話は30分続いた。患者の喫煙するようになった経緯から、禁煙に至るまでのプロセスの堂々とした話しぶりに、私たちは思わず拍手し、感動したことを伝えた。すると患者は、退院後には母親の墓参りをしたことを付け加え、しばらく沈黙した後に、「俺も感動した」

と表明したのであった。自分の喫煙に関連した人生パターンを自ら目の前に広げてみて、人生の意味、自分にとっての喫煙の意味、母親との関係の意味、そして循環器の疾患をもちながら今も生き抜いている意味などをつかみ、感動した気持ちに満たされたのであろう。

　この第1回の体験で、私たちは"しゃべり場"はうまくいくにちがいないと確信した。しかし、毎月1時間の"しゃべり場"の時間に加えて、その反省会を別の日の夕方に1回組みこむことは、忙しい勤務時間の中で容易なことではなかった。勤務との兼ね合いや、これから始まる年末年始や勤務異動なども考慮して、計画書を修正した。

¶ **この時期を要約すると**

　計画書の作成に続けて実施、そして最初の体験をした局面である。《**"たばこしゃべり場"の開催――別の角度から見えてきた喫煙者・禁煙者、そしてその人の人生のそれぞれに喫煙・禁煙の重みがあることへの気づき**》の第5局面と呼べるであろう。

　計画を実践に移すためには、MAR メンバーが共通理解できるように、簡単なものであっても計画書を作成することが必要である。倫理審査を受ける場合には、ここで、計画書に倫理的配慮の側面をしっかり加えて計画書を提出することになる。本事例の計画書には、

- ◆　チームの願い
- ◆　患者である MAR 参加者が自由に自ら語り、他者の話に耳を傾けることへの支援
- ◆　開催時間や場所
- ◆　実施者側の約束事

など、MAR の趣旨と実施方法の概略が書かれていた。全体論のパラダイムに則る MAR は、「一方向に進むが、どのように進むかは予測不可能である」（Rogers/ 樋口ら訳, 1970/1979）ために、計画であらかじめ細かく規定することは避けたほうがよい。実施後

の振り返りを欠かさずに、不都合があれば計画書を修正していく。理解し合い、学び合い、みんなで素直に認め合い、称賛し合うことが、MAR を継続・発展させるうえで重要な要素となる。
　　ここでも約2か月間を要した。

"たばこしゃべり場" の継続──ゆらぎ、停滞、持ち直し、気づき

　年末年始をはさんで2か月後、第2回 "しゃべり場" を開催した。参加した患者は4名（禁煙成功者2名、「やめます」宣言をしている人1名、「決してやめられない」という人1名）であった。看護師5名、教員3名が参加した。対話のプロセスでは、「戦後の除隊の時にたばこを渡され、やけっぱちで吸いはじめた」「禁煙しようと10年間いろいろなことを試み、お金もいっぱい使ったが、やっぱりやめられない」「医師から血管の模型を見せられて、たばこを吸うと血管が縮んだまま元に戻らず、血管が傷つけられていくと説明され、そのとき60本吸っていたが、以後スパッとやめた」「病院では近くに吸うところがなく、みんなも吸わないからやめられるが、職場に行けばみんな吸っているから、また吸いはじめてしまう」等々、さまざまな話が出た。「自分はたばこをやめることはない」と断言していた患者が、他者の話をじっくり聴いた後に、「私はやめます！」と宣言する劇的な場面もあった。しかし、そのような場面だけが私たちの心を打ったのではない。参加者1人ひとりみな異なる喫煙・禁煙体験があり、その人の個性をつくりあげていた。そのことを理解して、私たちは今回もまた感動し、そのことを参加者と分かち合った。そして、「患者を指導する」とか、「決して喫煙をやめられない人」などと決めつけていた姿勢を看護師として大いに反省した。そして、これが自分のパターンをつかむということであり、ニューマンの言う「人間は自分の内部の力を使

って新たな方向を見いだし動きだす」ということなのだという理解に達したのであった。

　続く1か月後の第3回"しゃべり場"への参加者は3名（禁煙者1名、前回の入院以来禁煙が続いている人1名、手術を控えて禁煙中1名）であった。この会では、患者と看護師が向き合う形で並んだためか、対話がバラバラに進行してしまい、これまでのような進化がみられなかった。その反省をふまえて開催された第4回は2名、第5回は5名の患者の参加があった。

1) MARチームの反省会

　実施後のMARチームの反省会では、会の進行、話のふくらませ方、声のかけ方などが問題として出された。「うまく運営しなくてはならない」「早く気づいてほしいと、誘導してしまう」「気負っていた」「患者が主体であることを忘れていた」「マニュアルやテクニックの方向に歩きはじめていた」などの反省の声が出た時は、ハウツーに偏った話になることを危惧したが、「患者が自問自答して、それがプラスになってくれればよいのだ！と思うと、肩の力がすっと抜けた」「"しゃべり場"を成功させなければということに頭が向いていたが、成功も失敗もないのだ」などの声が出たことで、そのような方向に流されずに持ちこたえた。さらに、"しゃべり場"で得た感動を、他の患者やこの会に参加していない看護師らに広めていない自分たち、発展させていない自分たち、という気づきもあった。

　反省会では、患者から大きな励みを与えられたとの報告もあった。以前"しゃべり場"に参加した患者が再入院し、「あれからやめている」との情報をキャッチしたのであった。また、「たばこをやめろという会でないことが意外だった。病室にいるときの自分とは全然違う。もっと参加を続けたい」という声も聞かれていたのであった。

　継続して6回目も開催した。その時から女性の患者も加わるようになった。そして第10回まで進んだ。MARメンバー全員が揺らいだり、

停滞したり、持ち直したりするプロセスを体験していた。そのなかで、さまざまな気づきを得て進化を遂げてきていた。

2）10回続いたプロセスを振り返る

　教員側が、MARメンバー全体がらせん状に進化していくプロセスの図★25を作成してきて、それを、みんなで眺めた。そのときのメンバーの反応は、以下のようであった。

> 「患者の反応を知り、改めて"しゃべり場"の偉大さがわかった」
> 「病棟内で患者にいろいろ情報提供できるようになったし、チーム以外の看護師も関心を向けるようになった」
> 「患者も喫煙することに葛藤があり、他者と気持ちを共有することで、自分を振り返ってみるのだ」
> 「禁煙できない自分を否定的に見ているようだったが、他の人も自分と同じように悩んでいることを知ると、自分を肯定的にとらえて、考え方も前向きになるのだ、ということがわかった」
> 「だれでも自由に参加して、たばこについて知ってもらう場だということをもっと前面に出して、参加しやすいようにすることを考えよう」
> 「10回続いてきたなんて、すごい !! 」

¶ **この時期を要約すると**

　《"たばこしゃべり場"の定着をめざして──そのプロセスに見られたゆらぎや中だるみと、それを立て直し、継続しようとする努力》の第6の局面と呼べるであろう。

　MARのプロセスでは、カオスに陥ったり、停滞期に入ったり

★25　ここでメンバーに示されたらせん状に進化するプロセスの図は、46ページに掲載した図2-1の局面5までを描いたものであった。このように、プロセスの進化を振り返るたびに、らせんを書き加えていくこともできる。

することが十分予想される。その時期をいかに持ちこたえていくかが継続の鍵である。本事例では、10回目を終えた時点で、チーム全体がどのように進化してきているのか、自分たちの歩みのプロセスをらせん状の図に描いて振り返っている。このように、いま自分たちはどこにいるかを客観的に認識する機会をもつことは、持ちこたえて、新たな進化に向かうために役立つ。

新しいケアの定着と波及

　本MARを開始して1年半が過ぎた。循環器病棟では、新年度の病棟の看護目標として、「生活習慣病である循環器疾患の患者には、治療だけでは不十分である。自ら生活習慣調整能力を高めていくような看護ケアを提供する必要がある」と掲げ、その具体的な活動の1つとして、"たばこしゃべり場"の開催が盛り込まれた。MARメンバーの看護師らは、患者にもっと参加してほしいとの思いから、食堂入り口にお知らせのボードをかけたり、一斉放送を流したり、また"しゃべり場"に参加した患者が情報を他の患者に流してくれるようにはたらきかけたり、いろいろな工夫を開始した。また、MARメンバー以外の看護スタッフにカンファレンスや申し送りで、"しゃべり場"の情報を積極的に伝達した。

　勤務表にも配慮がなされ、MARメンバーは勤務が休みであっても勤務外の扱いで"しゃべり場"に参加するが、メンバー以外の看護師は勤務として参加できることになった。これらのことが功を奏して、"たばこしゃべり場"には新メンバーも増え、MARの輪は次第に広がり看護活動としても確実なものとなってきた。

　"しゃべり場"に初めて参加した看護師らは、「普段見る患者さんとは全然違い、生き生きしている」「患者さんの思いを聴くことは楽しい」「こんなにすごいことをやっていたのかと、びっくりした」などの声

を寄せてくれた。

　医師からも担当患者を参加させてほしいという要望があった。病院長や看護部長が参加してくれたこともある。その時は患者も私たちもよろこびに沸いた。また、"しゃべり場"のポスターが出た日には、他の病棟の患者らが窓越しに興味深そうに眺めたりしていた。私たちの活動の情報は病棟内を越えて広がりはじめ、他の病棟でも同じようなことを始めたいという声が聞かれるようになった。

> ¶ この時期を要約すると
> 　病棟の看護ケアとして定着していく時期である。《**新しい段階へ——循環器病棟の看護目標の一部になった"たばこしゃべり場"と、他の看護師も巻き込んだ輪の広がり**》の第7局面と呼べるであろう。
> 　定着させ、拡大させていくための基本は、情報を広く知らしめ、できるだけ多くの人々を巻き込むことである。上層部の承認や参加を得ることも、気持ちを鼓舞させる上で大いに役立つ。

パートナーシップの終焉と、その後

学習会終了後にメンバーそれぞれが記述した"学習会日誌"には、

「患者としてではなく、長い人生を生きてきた1人の人として、トータルな人間像を描けるようになった」
「患者は、自分で気づいて、自分の力を使って変わっていく力をもっている」
「一方的に指導されるのではなく、自ら語り、他者の話を聴き、自分のありように気づき、変わっていくのがいちばん効果的であることがわかった」

「禁煙できないダメな患者という考えから、どうしたら禁煙できるかと、一緒に考えようと思うようになった」

「この方法は、禁煙だけではなく、生活習慣病を病むなどのような患者にも効果的な方法だ」

などの記述がみられた。教員側は、看護師らが、ニューマン理論と実践を結びつけ、違和感なく、その神髄を普通に言葉に表わすことにも感動した。そして、パートナーシップを組んでから２年間が過ぎ、"たばこしゃべり場"はこの循環器病棟の看護ケアとして定着しつつあることを感じ、今はすべてを臨床看護師側にバトンタッチする時期であると思い、パートナーシップは終焉の時期を迎えたと判断した。

MARチーム内で、毎月"しゃべり場"１回と反省会１回を開催してきたことは終了した。その後は、この循環器病棟の看護師らが受け継いでいくことになる。次は、パートナーシップの成果を他者に伝えられる形にするために、さまざまな角度から整理し、発表をめざした努力の期間であった。

日本看護学会（看護総合）では、まず教員が、本MARを開始するにあたって行なった看護師らの喫煙に関する意識調査の結果を発表した。次いでMARの進化のプロセスについて、看護師と教員が合同で、MAR参画者の集合的に見た進化のプロセスと、患者、看護師、教員それぞれの進化のプロセスに分けて、２題を発表した★26（次ページ）。日本看護科学学会では交流集会を開催し、学会参加者との間で対話の機会をもった★27（同）。

また、県民に報告する努力をし★28（同）看護系雑誌に投稿した★29（同）。

¶ この時期を要約すると

　本MAR最終局面を迎える時期であり、《パートナーシップの終焉、そしてMARとしての成果を他者にも伝えられるような形にする努力の開始》の第８局面と呼べるであろう。

　　MAR の成果を日常のケアとしてどのように継続し、発展させていくかは、看護師らの熱意と実行力および上司の理解と支援による。教員側の課題は、この体験を教育と研究にどう生かし、発展させるかである。

　　成果を外部の人々に伝えることで、次なるエネルギーが生みだされるであろう。

★26　学会発表

・阿部恵子, 遠藤恵美子, 寺島久美, 高木真理, 永田亜希子, 邊木園幸（2006）. 宮崎県における禁煙に関する看護職者の役割認識. 第 37 回日本看護学会看護総合集録.

・寺島久美, 阿部恵子, 高木真理, 永田亜希子, 邊木園幸, 遠藤恵美子, 上村百合子, 山下恭子, 長友友美, 宮原智子, 小田仁美, 岩切イツ子（2006）. 禁煙促進普及プログラムの開発（第一報）：看護師と看護教員によるアクションリサーチにおけるチーム全体の変化の過程. 第 37 回日本看護学会看護総合集録.

・山下恭子, 上村百合子, 長友友美, 宮原智子, 小田仁美, 岩切イツ子, 寺島久美, 阿部恵子, 高木真理, 永田亜希子, 邊木園幸, 遠藤恵美子（2006）. 禁煙推進普及プログラムの開発（第二報）：'たばこしゃべり場' を介した患者・看護師・看護教員の変化の過程. 第 37 回日本看護学会看護総合集録.

★27　交流集会

・寺島久美, 遠藤恵美子, 阿部恵子, 高木真理, 永田亜希子, 邊木園幸, 上村百合子, 山下恭子, 長友友美（2006）. 禁煙推進プログラムの開発・普及をめざして：看護者と看護教員のミューチュアル・アクションリサーチを通して. 第 26 回日本看護科学学会学術集会講演集.

★28　寺島久美, 阿部恵子, 高木真理, 永田亜希子, 邊木園幸, 遠藤恵美子（県立大学）, 山下恭子, 上村百合子, 長友友美, 宮原智子, 小田仁美, 岩切イツ子（県立病院）（2007）. 県内医療施設における看護師・看護教員の協働による禁煙推進への取り組み："たばこしゃべり場" の開催からの看護師・看護教員らの学び. 調査月報, 170, 2-6, みやぎん経済研究所.

★29　寺島久美, 阿部恵子, 高木真理, 永田亜希子, 邊木園幸, 遠藤恵美子（県立大学）、山下恭子, 上村百合子, 長友友美, 宮原智子, 小田仁美, 岩切イツ子（県立病院）（2007）. 循環器系病棟の喫煙プログラムの開発・普及：看護師と看護教員によるミューチュアル・アクションリサーチにおける「たばこしゃべり場」の開催とチーム全体の変化のプロセス, 看護実践の科学, 32 (8), 68-79.

本MARをとおして言えること

1）大きな転換点となった2つの局面

2年間に及んだ本MARをとおして言えることは、まさに**看護師の見方・考え方がかわれば、看護が変わる**ということであった。臨床看護師と看護教員のパートナーシップでたどった進化のプロセスを振り返って、カーブから次のカーブまでの局面をとらえると、次ページの図2-1のように描くことができる。なかでも大きな転換点となった局面は2つある。1つは喫煙と禁煙に関する知的関心の広がりとともに喫煙者への今までの自己のケアパターンを認識した局面3であり、2つ目は、循環器病棟の看護ケアの"願い"として、"たばこしゃべり場"の開催という発想の出現によって変容（transformation）した局面4である。また、らせん状に上昇する局面で、参画者の意識は「拡張した」と言うことができる。

2）変容を促した洞察

本MARをとおして、臨床看護師は自己のケアパターンの認識とともに、さまざまな洞察を得ていた。たとえば、

　「循環器病棟に入院してきた喫煙患者を、'入院してくる時ぐらい、やめればいいのに！'と最初から否定的にとらえていた。こちらが拒絶しているのだから、相手も受け入れてくれないのは当然で、喫煙患者と関係が結べていなかった」
　「自分には、心臓とか血管とかいうことだけが頭にあって、その人の人生なんて、まったく考えてみることはなかった」

と語られているが、いずれであっても、看護師としての見方・とらえ

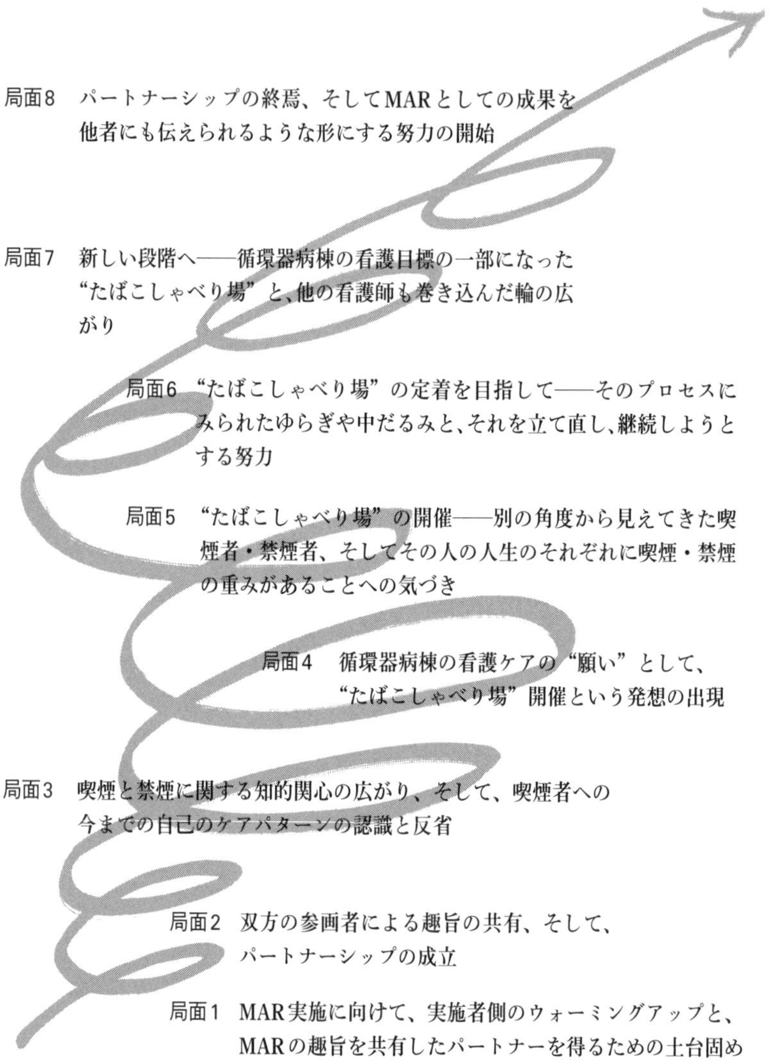

局面8　パートナーシップの終焉、そしてMARとしての成果を
　　　　他者にも伝えられるような形にする努力の開始

局面7　新しい段階へ──循環器病棟の看護目標の一部になった
　　　　"たばこしゃべり場"と、他の看護師も巻き込んだ輪の広
　　　　がり

　　　局面6　"たばこしゃべり場"の定着を目指して──そのプロセスに
　　　　　　　みられたゆらぎや中だるみと、それを立て直し、継続しようと
　　　　　　　する努力

　　　局面5　"たばこしゃべり場"の開催──別の角度から見えてきた喫
　　　　　　　煙者・禁煙者、そしてその人の人生のそれぞれに喫煙・禁煙
　　　　　　　の重みがあることへの気づき

　　　　　　局面4　循環器病棟の看護ケアの"願い"として、
　　　　　　　　　　　"たばこしゃべり場"開催という発想の出現

局面3　喫煙と禁煙に関する知的関心の広がり、そして、喫煙者への
　　　　今までの自己のケアパターンの認識と反省

　　　局面2　双方の参画者による趣旨の共有、そして、
　　　　　　　パートナーシップの成立

　　　局面1　MAR実施に向けて、実施者側のウォーミングアップと、
　　　　　　　MARの趣旨を共有したパートナーを得るための土台固め

図2-1　臨床看護師と看護教員のパートナーシップで
たどった進化のプロセス

方を変えることによって、「不思議と患者さんのいろいろなことが見えてきて、自分のかかわりが変わり、ケアも変わってくる」ことを確かに認めており、本MARを体験した意味を評価している。

さらに、循環器疾患には喫煙はもっとも有害であり、患者自身もそれをわかっているはずであるが、それでも禁煙に踏み切れないでいる患者に対して、喫煙という部分だけに注目したケアは無駄であるということも十分に理解した。そうではなく、<u>患者その人全体を理解しようと関心を注ぎ、患者は自分の力を使って変わっていく力をもっていることを信じて支援する</u>こと。そのように、看護師らがめざす看護が開示したのであった。そして、"たばこしゃべり場"はそのための具体的な場であると、あらためて意義を評価し、実践の継続を決意した。

3）看護教員による考察

看護教員側では、全体論のパラダイムから考察するならば、変化は1点にとどまることはなく、広く関係し合い、波紋となって拡散していくということに関心が集中した。それを教育の場に置き換えて考えるなら、たとえ基礎教育では心臓病や肺疾患の治療と予防を目的とした疾病中心の看護や、喫煙をやめさせるにはどうしたらいいかという問題解決的なアプローチから始めるとしても、そこで終わらずに、患者とのパートナーシップ関係を築くことによって展開する看護、すなわち全体論の考え方にもとづくケアを学生に伝えなければならない、という課題となる。本MARの体験は、その教材として活かせるであろう。

■追 記

私たちは、喫煙をやめたくてもやめられないでいた看護学生とのパートナーシップによるプラクシス・リサーチを行なっている★30（次ページ）。それによって、禁煙あるいは喫煙量を減らせた学生は、それにとどまらず、食生活や運動習慣も変化していることがわかった。それど

ころか、学習生活、交友関係、家族との関係などにまで変化が現われたのであった。それをふまえれば、禁煙により循環器疾患のある患者に現われるであろう変化は、食生活、運動と休息、心のもちようなどを含む生活習慣全般に関連する変化へと波及していくことを視野に入れた全体評価が可能であろう。

　本MARでは、看護師らのケアが変わることにより、患者側の何人に、どのような違いが生まれたかというような関心に応える実証的な調査は行なっていない。しかし、看護師らに現われた変化から、おのずと患者の喫煙に関しても変化が現われたにちがいないと想像することは可能である。また、患者に現われたであろう変化は、患者の疾患に直接影響するだけでなく、必ずや患者の生活習慣全体に、さらには家族の生活習慣にも違いとして現われるであろうと考える。

＊本MARは平成17-18年度宮崎県看護学術振興財団の助成を受けた。

★30　遠藤惠美子, 三次真理（2014）. 禁煙したいがそれができない看護学生と看護教員である支援者とのパートナーシップ：禁煙だけでなく, 学習習慣, 食習慣, 友人関係など学生の生活全体の変容, 遠藤, 三次, 宮原編『マーガレット・ニューマンの理論に導かれたがん看護実践：ナースの見方が変わり, ケアが変わり, 患者・家族に違いが生まれる』114-122, 看護の科学社.

私たちの病棟に、私たちのケアの "願い" を実現しよう

　死を間近にひかえた患者とその家族のケア、いわゆる予期的悲嘆体験をしている患者とその家族へのケアは、看護師にとって特段の配慮が必要とされる、心を傾注してあたらなければならない大事である。ましてや、がん患者と枕元に付き添う者が夫婦である場合には、患者ばかりでなく配偶者も、その状況でがんを体験しており、ケアを必要とする場合が多い。二人の状態は相互に関係し合っているので、いっそうの配慮がもとめられる。しかし、死に近く患者には十分な配慮を払うことができていても、付き添う配偶者へのケアということが十分意識されていない場合があるように思う。本章では、当時の臨床看護師らが、自分たちの病棟には必須である患者や家族の予期的悲嘆へのケア、特に死に近く患者に付き添う配偶者へのケアが未だまったく行なわれていないという認識のもとで、看護教員らとのパートナーシップを組み、そのケアを創出していくプロセスを紹介する。

《局面 1》

MAR 実施に賛同した看護教員と臨床看護師との合同会議が成立した！

　筆者（遠藤）は、がん患者・家族のケアに全体論に準拠したニューマン理論にもとづくケアを広げる意図をもって、大学病院の臨床看護師有志とプラクシス・リサーチを進めたいと強く願った。最初行なったのは、同僚の成人看護学の教員に、一緒にやりましょうと誘いかけることであった。いずれも若い教員 7 名は、新しいことを学ぶことを喜び、躊躇なく賛同してくれた。早速、教員グループは集まり、全体論のパラダイム、ニューマン理論、それにもとづく MAR を理解するために、学習会を継続的に開催した。

　学習会は楽しく、欠席する教員は 1 人もいなかった。しかし、全体性のパラダイムに立った実践的看護研究とはどのようなものかということがはっきり理解されてくると、自分が実証主義パラダイムに立っていたことを自覚する 1 名が、エンハンスメントタイプのアクションリサーチ★31 に強い関心を寄せていたものの、今回の研究グループへの参加を辞退した。それはもちろん受け入れられることであった。

トップからボトムへのルートを選ぶ

　大学病院は X と Y の 2 つがあった。両方の病院の看護部に、私たち教員と病棟の看護師の共同研究の企画をもってうかがった。そこでは MAR の趣旨と、その肝であるパートナーシップという方法を簡潔に説明した。このとき筆者は密かに、16 世紀日本にやってきたフランシスコ・ザビエルが、日本でのキリスト教の布教は大名から庶民へのルート、つまりトップからボトムへのルートを選んだことを思い出

★31　**エンハンスメントタイプのアクションリサーチ**　研究者が、自分が置かれている状況の問題点などに気づいていない研究参加者を覚醒させ、研究者とともに状況を変えていくことをめざす研究。

し、わが国の病院組織にもトップからボトムに伝えられる方法をとることが成功の秘訣と考えていた。応募の条件としては、① 現在がん看護のケアを実施していること　②1つの病棟からは看護師長か主任クラスの看護師と1人以上の看護師がペアあるいはチームで継続して会議に参加可能であること、の2点を示した。看護部の方々は、病院と大学の協働的な取り組みが始まることを大いによろこび、早速看護師長会でこの情報を流し、希望する病棟を募ってくれた。

　両病院それぞれ2つの病棟から参加希望の回答があった。教員チームは4つの病棟それぞれに、本プロジェクトの趣旨を説明し、臨床看護師グループと教員グループがパートナーシップを組んで進めることの了解を得た。

合同会議──参加はオープン

　教員グループは，X病院の2つの病棟の看護師グループと、Y病院の2つの病棟の看護師グループと、それぞれに**合同会議**をもった。この合同会議には、固定メンバーの他に、参加したい看護師はいつでも参加できることとした。大学院生の参加も受け入れた。よい看護がしたいという目的意識は共有されるべきであるという信念から、会議はオープンにしておくことが、このプロジェクトの趣旨と、プロセスがダイナミックに進行して成果が拡張していくためには必須であると考えていたからである。

　そうしてスタートしたのであるが、プロジェクトの初期に、時間的にも看護師の人員にも余裕がなく、現時点での参加は無理であるという理由で、1つの病棟が辞退した。したがって本MARは、X病院の1病棟とY病院の2病棟の看護師の参画によって進むことになった。

《局面 2》

予想外の展開を経て、パートナーシップが成立した！

趣旨の共有❶　合同会議は"対話"の場

　発案者側である教員側は、合同会議について、研究協力を求めての意見聴取ではなく"対話"の場であることを説明した。対話はディスカッションとは意味が違う。ディスカッションには分割するという意味が含まれており、発言内容を分析する方向に進む（☞第 1 章 5 ページ）。それに対して、MAR が重視する対話は、自分が語り、また他者の話をよく聴き、自分のパターンを認識すると同時に、そこにある共通する意味を取りだす方向に向かう。それゆえ、対話的な会議では、誰でも自由に発言することが奨励され、同時に、他者の発言もよく聴き、その内容の意味を考え、自分はどう考えるか、自覚を促すことが必須であるということを強調した。つまり、どのような発言も否定することはせず、それぞれが自分の考えに引き付けて考えるということである。それによって止揚をめざすという説明も加えた。

趣旨の共有❷　全体論のパラダイムとニューマン理論の理解

　より望ましいケアを生みだすためには、看護ケアについてどのような考え方をもっているのか、そして自分の実践はどのようであるか、つまり自分のケアパターンについて常に問いかけることが重要である。そのように研究に参画する心構えを説いたうえで、全体論のパラダイム、ニューマン理論の概要を説明した。

　MAR の趣旨と、このパラダイムのもとで進めることの了解は得ていたわけであるが、臨床看護師には耳新しい言葉や概念が出てくることは否めない。これらのことは、現実に MAR のプロセスをたどるなかで、具体的な状況に照らして理解すればよく、理論的なことはタイミングをとらえて徐々に導入する。教員はその役割をとるつもりであることを伝え、了承された。しかし、このプロセスは、実は容易では

なかった。

　教員側は、ここで看護師側の納得と了解を得られなくては、そもそもMARは成り立たないし、成果にも大きく影響すると考えていたので、誘導的にならないように、率直かつ正直であることを心がけた。そして、当然のように、看護師らもそうであろうと考えていた。

　合同会議の「固定メンバー」には、合同会議での情報を病棟の他の看護師に流し、それに対する意見を吸い上げてきてほしいと依頼した。このプロジェクトが病棟の看護から浮き上がってしまったり、合同会議に参加している看護師とそうでない看護師との分断が起きたりするのを避けるために必須であると考えたからであった。

　ところが、そう簡単に事は運ばなかった。プロジェクトの固定メンバーとなった看護師長や看護師は、病棟に帰ってから、他の看護師らとの間でさまざまな調整をしなければならなかったのである。

相互理解に至るまで

　X病院のA看護師長は、「自分たちの病棟のケアの悩みに応えてくれるMARに巡り合えたとよろこび、当然スタッフの賛同も得られるだろうと思い込み、何の疑問も抱かなかったのであるが、予想外の反対の声が多く出た」と、実情を打ち明けた。そして、「このプロジェクトの意味について、病棟のスタッフ全員と十分語り合って、納得し合うプロセスが不十分だった」と反省した。また、ニューマン理論の学習では、「ニューマンが言う'豊かなナースである'とは？　患者との面談のためには、特別な面談技術が必要なのか？　などにとらわれて、ほとんどのナースが、自分にはそのような実践はできないという思いと不安を抱くようになった」と漏らした。

　その後、A師長は病棟の学習会に教員を招いてくれたのであった。教員らが入ったこの学習会を4、5回続けてようやく、病棟の看護師らは、理論を、あるべき論としてではなく、自らの実践に結びつけて、主体的な振り返りを助けるものとして理解できるようになった。ニューマン理論が示す患者へのケアのイメージがわいてくるにしたがい、

前向きな考えに変わり、学習会では質問や意見を自由に発言してくれるようになった。

　Y病院のB看護師長は、病棟業務に加えてMARに参加することを負担と感じたようであった。これは、教員側が最初に看護部に依頼に行き、看護部から各病棟に情報が下ろされたことで、上意下達の圧力を感じたためなのかもしれない。B師長は、「教員の臨床に対する無理解や、特定の理論によって病棟の意図しない方向へ引きずられるのではないかとの懸念もある」と発言した。それを受け止めて、筆者は「臨床で看護を担うのはあくまで看護師である。病棟の主体性を侵すことは決してない」と誠意をもって説明した。その結果、「それならば」と、少し安心したと言ってもらえた。それだけではない。やがて、固定メンバーとなった看護師の勤務表に配慮を加えてくれ、勤務に支障を来すことなく合同会議に参加できるようにしてくれた。そしてさらに、「研究は臨床にとって身近なものである」と、若い看護師を励ましてくれるようになったのであった。

　Y病院のC看護師長は、はじめからこのプロジェクトに積極的であった。合同会議にはC師長が率先して、若い看護師2、3名とともに毎回参加してくれた。自分たちの間での書記係も決めていた。★32

◆**貴重な教訓**——以上のように、教員と看護師のパートナーシップ成立の局面は多様であり、時には挫折しかねない場面もあった。それを乗り越えることができたのは、両者が誠実に向き合うことで理解し合

★32　以下に示す3つの雑誌掲載は、当該の3病棟それぞれの看護師らによる報告である（順不同）。お読みいただければ、教員側の筆者がここで述べていることが、看護師側からみるとどうであったか、その状況がよくわかる。

・千崎美登子, 久保木優佳, 犬丸千絵, 久保五月（2001）. 末期がん患者の配偶者の予期的悲嘆へのケアプログラムの作成と評価, がん看護, 6(5), 366-370.

・西又玲子, 赤羽寿美, 高山倫子（2001）. M. ニューマンの健康の理論とその研究結果を緩和ケアに導入する試み, がん看護, 6(5), 371-374.

・桃園忍, 久野多恵, 兼平純子, 新田なつ子（2001）. 実践家ナースと看護教員によるアクション・リサーチの体験, がん看護, 6(5), 375-378.

えたからである★33。そして、忍耐強く進めるなら、そのプロセスで予期しない関係性が生まれる可能性があるという貴重な教訓を得たのであった。

認識の一致――実践者と研究者はともにMARの "参画者" である

予想外の展開を含みつつも、合同会議の中で全体論のパラダイム、ニューマン理論、それに基づくMARについての学習を集中的に（90分、3回）行なって、看護師側の知識もある程度までは整った。後は、機会あるごとに教員らが補うことを約束した。そして、合同会議での約束事、倫理的配慮などについての取り決めを交わした。

最終的に、実践者（看護師側）と研究者（教員側）は両者がともにMARの "参画者" であるという認識で一致し、両者のパートナーシップが成立した。

《局面3》
私たちのケアの "願い" は、終末期のがん患者とその患者に付き添う配偶者のケアを創出し、そのプロセスで私たちも成長すること！

"願い" の明確化と、その実現に向かう方法論

A、B、C病棟それぞれに、自分たちの看護実践上の "願い" を明確にすることにとりかかった。これは、解決すべき看護上の "問題点" を客観的に認識することではなく、看護師らが、自分たちの病棟のケ

★33　B師長と教員側の代表であった筆者とは、バトルとも言えるような口論を繰り広げたこともあった。筆者は、怒りと失望に満たされ、もう二度と行かないと言い張った。しかし、若い教員メンバーに諭され、手を引かれるような状態で、次の会に出ていったのであった。すると、看護師側のメンバーもそろって出てきていた！そこでどのような話をしたのか思い出せないのであるが、この時を境に、両者の間には大きな変容が生じ、信頼し合える、それまでとは違う、まったく新しい関係性が生まれたのは確かである。長い道のりのMARのプロセスでは、このようなことが時に生じるであろう。ニューマン理論によれば、カオスを経てより高次のレベルに拡張したと解釈できる。

アとして心から、大げさに言えば全身全霊をかけて成し遂げたい "願い"、つまり主観的な目的を表明することである。

　合同会議では病棟毎に "願い" を発表し、2つの病棟が一緒の場合（Y病院）は互いに他の病棟の話を聴き、対話によってさらに明確にしていく方法をとった。"願い" が明確になったら、その後は関連文献を読んで知識を深め、活用できることを取り入れるようにした。

　"願い" の実現に向かうための方法論についても話し合った。MARは直線的な計画に従って行なわれる実証的研究ではない。それゆえ、この原因にこの介入を加えることでこういう結果が出るはずだという仮説のもとに計画書を書くことは似合わない。臨床という複雑な状況の中で、いろいろな変化を予測し、拡張するプロセスを想定した表現になる。教員は、たとえば「看護師と配偶者の面談の際に、患者がそこに加わることを希望すれば、看護師と配偶者だけの面談ではなく、患者の参加もあり得る」というような表現になるであろう、と説明した。実証主義のパラダイムに立つ研究では状況を一律に揃える（コントロールする）ことが必須とされ、このようなことは許されないであろうが。

　2つの病棟の看護師が参加しているY病院の合同会議では、他病棟の考えを聴きながら、自分たちの病棟のケアを考えるという点で複雑ではあったが、そのことがかえって自分たちの病棟のケアパターンを認識する機会を多くしたようである。常日頃こんな看護がしたいと希望を語り合っていた病棟では、看護師らの "願い" がすみやかに明確になってきたのに比べると、そのようなことがなかった病棟では、なかなか考えを詰めていくことができなかった。以下、前者にあたるC病棟（看護師長は前述のC氏）のプロセスに焦点をあてて説明していく。

患者の配偶者と対話する面談をもとう──C病棟のプロセス

　C病棟は、消化器系内科・外科を標榜しており、その6割はがん患者であった。看護師らは患者のみならずその家族へのケアを求められ

ているのを強く感じていた。しかし3年未満の看護師が多く、がん看護の経験年数も平均1.8年でしかなかった。そのため看護師長と中堅看護師はこのMARに大いに期待し、率先して若手看護師らを巻き込んで参加していた。看護学生の実習を受け入れている病棟であるため、教員らとはすでに面識があった。教員側は「指導に厳しい病棟」という印象をもっていた。

　C病棟の看護師は合同会議で、「死が目前に迫っている患者の家族へのケアができていないので何とかしたい」と発言した。対話を繰り返すなかで、「家族の中でもとくに配偶者が体験している予期的悲嘆を支えることができるようなケアを創出したい」という方向にまとまってきた。さらに続けるなかで「配偶者が看護師の助けを必要としているときに、看護師が配偶者と面談する機会をもとう」という具体的な行動を伴う思いが明確に意識されてきた。その面談とは、ニューマンが推奨する「人生における意味深い出来事や関係性」についての対話（☞第1章15ページ）をイメージしていた。つまり、予期的悲嘆を体験している配偶者とプライマリーナースがパートナーシップを組んで、配偶者が、自分の、そして夫婦の人生における出来事や関係性への思いを表出できるように、そしてそこに意味を見いだすことができるようにという意図のもとに、もっぱら看護師が聴き手となる面談である。

　若手看護師が1人ではこのケアの負担が大きすぎる場合には、師長が支えるという配慮も添えられた。

　合同会議での数回の対話を経て、C病棟の看護師が最初に提示した"願い"は、看護師と患者の配偶者が、いつ、どこで面談をもつかについての方法や手順を記載したマニュアル型に表現されていた。このことに関して、合同会議でまた対話が始まった。

　　「このようなものがあれば、経験のない若い看護師もケアができるかしら？」

　「マニュアルをなぞろうとしてしまうのではないかな？」

　「心が伴わないわねえ！」

　「患者の人生の最後に、夫婦が必要とするケアとはどのようなことかしら？」

　「全体論であるから、可能であれば患者も加わり、夫婦の対話も交えて、夫婦の人生とともに、それぞれの人生に意味を見いだすようになるといいわねえ」

　「それを支援するプロセスのなかで、私たち看護師も成長していければうれしい！」

　このような対話のプロセスは、それぞれの看護師が、たとえば、自分は患者と配偶者を個々に分けて考えがちであるとか、人生の意味など今まで考えてもみなかったなどと、自分のケアのパターンを認識する機会となった。

　C病棟のメンバーは、この対話の内容を病棟に持ち帰って、他の看護師も加えてさらに対話を重ね、その結果を合同会議に持ち込んだ。教員グループは、合同会議の場で全体論にもとづくニューマン理論をふまえていることを繰り返し説明し、その考え方が看護師らの普通の考え方になることを願った。そして、今語り合っていることと理論を結びつけ、また実践に結びつけながら、忍耐強く支援した。

　マニュアル式の記述にして動きやすいほうがいいという意見と、もっと主観的な要素を盛り込みたいという気持ちの間で二転三転したが、ついに、C病棟看護師の"願い"は表3-1のようにまとまった。

文献学習とその活用

　教員グループは、既存の研究成果を検索し、その解説役を担った。その知見が活用可能かどうかをみんなで吟味した。死別後に病的悲嘆に陥るリスクの高い配偶者の特徴についての知見が活用できるように思われたので、それをケアの計画に取り入れ、さらに、

　・夫婦または配偶者を対話へ誘う場合、どのように説明すれば、そ

表 3-1　C 病棟看護師の "願い"

タイトル
死を間近にひかえたがん患者と、そこに付き添い予期的悲嘆を体験している配偶者のケアの創出

私たちの "願い"

① 死を間近にひかえた、がん患者と、そこに付き添う配偶者が、夫婦の人生に意味を見いだして、互いに看取り─看取られることにも意味を見いだせるようなケアとして、ニューマンが推奨する対話を実現する。すなわち、プライマリーナースが配偶者の、あるいは患者が希望するなら夫婦のパートナーとなり、その状況で可能な対話をする機会をもつことを、定着させたい。

② プライマリーナースは、必要なら看護師長のサポートを受けながら、自己のケアのパターンを認識し、そのことを看護師としての成長に活かす。この実践的研究が、一歩ずつ進化していく体験となる。

の意図が正しく伝わるであろうか？

・対話する時期は、本プロジェクトの内容を伝えて承諾を得た時と医師からの病状説明を受けた後の、少なくとも2回行なうこととし、さらに必要に応じて対話をすることにしたらどうだろうか？

・対話が進行している時、看護師が配慮すべきことはどのようなことだろうか？

・対話の内容を、パートナーである配偶者、あるいは夫婦にフィードバックすることは、ケアの一環として役立つだろうか？

など、考慮すべき事柄を出し合い、配偶者や夫婦と進める対話のイメージを具体的にふくらませた。

MAR 日誌

　プライマリーナースの役割を果たす看護師は、自分専用のノートを用意し、対話の機会をもった後や、実践のプロセスにおいて自分が考えたこと、観察したこと、気づいたことなどを、"MAR 日誌" として自由に書き残しておくこと★34 (次ページ) が決められた。

研究計画書の作成

その後、倫理審査を受けるために包括的な研究計画書を作成した。それには MAR の特徴として、研究のプロセスで変化が生じる可能性があることも記載して審査を受けた。計画書の修正を求められることはなかった。

《局面4》

“願い”とする看護の実現をめざし、自らのケアパターンを認識し、新たな実践に踏みだそう！

計画書に沿った実践――合同会議での発表

作成した計画書を実施に移す時となった。主体的に志願した若手看護師 6 名が、このようなケアが必要と思われた患者・配偶者をプライマリーナースとして受け持った時に、計画書に沿った実践を試みた。看護師長は必要に応じて、若手看護師 1 人ひとりと面談した。

彼らは自分のケアパターンの認識と、そこから生まれた新たな行為、このプロセスにおける学びなどを“MAR 日誌”に書き残した。そして、その日誌を持って、師長とともに合同会議に現われた。日誌の要約を作成していて、それが合同会議のメンバー全員に配布された。

看護師は、苦悩の真っただ中にいる患者の配偶者と面談に至るまでのプロセス、その時の気持ち、配偶者の反応、配偶者と患者の関係性の変化、夫婦と看護師の関係性の変化を語った。それは目に見えるようであった。看護師長との面談の様子は師長から語られた。

1 回の合同会議での発表は、1 人の看護師の発表のみに限り、十分に対話の時間をもった。それぞれの看護師の実践、パターン認識、新たに踏み出した行為のプロセスは、白板に表象図として描かれた。そ

★34　MAR 日誌　その記載内容は、そのまま本 MAR のデータになる。

れを見ながら、パターンを認識することの意義を全員で吟味した。このようにして、若手看護師がプライマリーナースを務めたときの体験が報告された。

　以下に、このケアに最初に挑戦した看護師（東<ruby>東<rt>ひがし</rt></ruby>看護師と仮称する）の変容のプロセスを、5つの局面からなるらせん状の進化のプロセスとして紹介する。

・
・
・
・
・

ある若手看護師の変容（自己革新）のプロセス

　東看護師は3年目の看護師であったが、すでに退職の希望を幾度か看護師長に伝えており、師長は彼女を引き留めてきたという経緯があった。C看護師長は、東看護師がこのプロジェクトに参加することによって、看護の醍醐味をつかんでほしいと強く願っていた。

　患者の北さん（仮名、64歳）は大腸がんの患者で、入退院を繰り返していた。妻（59歳）は夫の病状を受け入れられず、自分の手で夫を救えると信じて、いろいろと言葉を変えてはさらなる治療を切望していた。この妻のためにと、北さんは苦しくても治療を継続し、がんばっているように見える。そのようなご夫婦であった。

　今度の入院は、妻と子どもたちのもとで2か月過ごした後の入院であり、医療者側は、これが最期になるであろうと予測していた。C師長は、前回の入院中にプライマリーナースを務めた東看護師に再びこの役割を割り当てた。

《局面1》

気負いと負い目が混在した気持ちから、パートナーシップが組めない！

　東看護師は、北夫婦との久しぶりの対面であったので、「何と声かけしたらいいのか」と考えて緊張していた。ケアプログラムにもとづき、入院翌日、妻と1回目の面談をした。妻は落ち着いているように見えたが、再度退院、在宅につなげたいという強い希望をもっていた。東看護師は、安楽を優先する時期であると思いながらも、妻が希望を捨てない姿勢に接して、「そうだ！　この気持ちでいかなければだめだ」と気づかされて、自分も北さんの妻と一緒に頑張ろうと意気込む気持ちになった。

　最期の時期を迎えつつあるなか、医師から妻に終末期であることの説明と相談があった。合同会議で作成したケアプログラムに従えば、妻との2回目の面談を計画し、妻が自分の気持ちを表現する機会を作ることになっていた。C師長は、東看護師にその様子が見られないので尋ねると、「面談をしなければと思っているけれども、時間の余裕がなく、長くなると困るので話せなかった」と答えた。東看護師は、妻が夫の状況を受け入れているように見えて穏やかな態度の時には安心し、もう一度家に連れて帰るという妻の強い希望に接した場合には、それを否定することができず、彼女の強い気持ちに動揺した。東看護師は、「自分の家族だったら割り切って考えることはできないだろうな」などど、面談の結果を恐れるような気持ちを抑えることができなかった。東看護師はC看護師長とともに合同会議に参加し、次のように語った。

　　北さんの妻から頼りにされているにもかかわらず、これまでの長い関係のなかで自分は看護師として北さん夫婦に何もして

いなくて、負い目を強く感じています。先輩たちが日々やっているケアを見るたびに、自分の力不足を感じています。看護師なのだから、何か手助けしなければならないと思っているのですが、それができていないのです。妻が動揺してしまったら大変なことになり、自分は看護師として北さんの妻に対応できないだろうと思うのです。

合同会議のメンバーは、東看護師が、不安が強いために一歩を踏みだすことができないでいることを理解した。C師長は東看護師の不安な気持ちを理解しながらも、「近寄らないで、対岸で妻を見ているように見える」と言うと、東看護師は、「ああ、自分もそんなふうに感じています」と言った。手をくださないで、外から見てる！まさにそれが自分のパターンであると認識したようであった。

《局面2》
セデーションをめぐって、妻との関係の崩壊、混乱の中で必死の自己組織化！

北さんの苦痛はますます強まり、医療者側ではセデーションが検討された。東看護師は北さんの妻と第3回の面談をして、麻薬の使用について相談した。すると妻は強くそれを否定した。そして、患者本人に直接麻薬の使用について尋ねた医療者側を責め、さらに、北さんご自身が眠剤を希望されたことに対して、北さん本人にも怒りをぶつけた。

　私は、妻から責められたようで、強いショックを受けました。さらに、今までの妻の言葉から夫の死を受容していると判断していたのですが、この自分の判断がまったく間違っていたことに驚いたのです。「妻は、実際は何もわかっていなかったのだ！」

と、妻に対して怒りさえ感じて、「怖い！」とも思いました。その日の日誌には、「妻から視線を合わせてもらえなかったことがショックだった」と書き、「もう信頼を失ってしまった」と悲しみでいっぱいでした。

東看護師は、この出来事を同僚に話した。そして、慰められたり励まされたりしている間に、「妻の反応は仕方ないことである」と理解できるようになり、「自分も何もわかっていなかったのだ」考えられるようになって、このことを "MAR日誌" に書いていた。

日誌には、自分が妻にどのように思われているかが気になり、「もう自分のことを、よく思ってくれなくなってしまったのではないか」と恐れたことや、「妻が納得するような、穏やかな北さんの最期を迎えることはできないのだろうか」というような、焦りを感じていたことも書かれていた。

　　私は、振り出しにも戻ってしまったような気持ちでしたが、北さんの子どもたちに会って気持ちを尋ねたり、北さん本人と直接会話をしたりして、必死で打開策を模索しました。

《局面3》
妻のほうから近づいてきて、パートナーシップが成立した！

東看護師は、合同会議で以下のように報告した。

　　予想しなかったことでしたが、この日の午後になって、北さんの妻が近づいてきて、「麻薬を使って欲しい」と言いました。妻があっさりと割り切っているような姿に、私は当惑しました。

北さん本人に確認しても、同じ返事が返ってきたことから、何のわだかまりも残されていないようだと私は理解しました。そして、麻薬が使われて、北さんは穏やかに眠りはじめました。

　私は、自分が麻薬を勧めたことで、このようになったのではないかとか感じ、苦痛を緩和する緩和ケアに力を尽くすことなく、安易な方法を選択してしまったのではないかと、一時は罪悪感のようなものを感じました。でも、北さんの妻はセデーションについて、今は、間違いではなかったと感じているらしいことがわかり、安心しました。私は、北さんの苦痛のない安らかな死を見まもっていくために、ようやく、北さんの妻とパートナーシップを組めたと思いました。

　合同会議で、東看護師は、自分のケアに負い目を感じており、妻にどう思われているかが気になって仕方なかったこと、妻をとおしてしか患者を見ていなかったことを認識したことなどを話した。さらに、苦痛の緩和ケアが即セデーションであると思っていて、安楽をめざすようなケアについて何も考えることをしなかった自分のケアパターンにも気づいた、とも話した。

　このときC看護師長は「妻が自分のどうにもならない気持ちを周囲にぶつけることによって、やっと麻薬を受け入れる気持ちが定まったのだろうと思う」と話した。そして、東看護師のショックの気持ちも理解したうえで、それを先輩看護師に聞いてもらっていることや、自分のパターンを認識できたことで、確かに成長していると感じ、そのまま見まもっていたと話した。

《局面4》

夫婦の心が通い合う場に遭遇──その中に自分も飛び込んでいった！

　　私は、一日の仕事を終えた後に北さんの病室を訪れたとき、夫婦が心を通わせている場面に遭遇しました。北さんの妻は夫に向かって、もっと話がしたかったと伝え、「あの世は良いところだと聞いているから、安心して眠ってください」と話して、手を握っていました。北さんは今までになくはっきりと開眼し、妻の手を握り返すようにして、うなずいていました。私は、この様子に感動して、二人の話が終わると、たまらなくなって二人の傍に駆け寄り、妻の手を握り、そして北さんの手をさすりました。すると、妻も私の手を握り返してくれました。私は、亡くなっていく夫を見まもる妻と心をひとつにして、全身で二人の傍にいる体験をしたのでした。

　東看護師は、この時のことを日誌に「北家の人すべてがよくがんばってきたことを告げたかったし、そして自分が力不足で申し訳なく思っていることも告げたかった」と書いていた。さらに「人間の死とはこういうことなのだ。忘れないでおこう」とも書いていた。

　合同会議で東看護師は、「あの時、この感動に自分も入ってしまおう、一緒に熱くなってしまおうという気持ちで、ばーっとその状況に入っていけた」と語った。そして、「それが何であったのかなぁ」と言い、言葉では説明ができなかった。ただ、このときは「北さんと北さんの妻と看護師である私が1つに溶け合ったような気持ちだった」と語った。それを聴いて会議のメンバーは、東看護師が気負いや、負い目の気持ちをすべて肩から下ろして、初めて夫婦のあり

のままの姿が認識できたのであろうと話し合った。

　北さんは昏睡状態に入り、その様子を見た妻は落ち着いている様子であった。東看護師は、妻と一緒に患者のケアを最後までやり遂げたいという気持ちのままに、迷いなく、看護師であることと自分の心からの思いが一体となって、ますますケアに自己を投入した。そして、死後の処置から出棺までぜひ参加したいから、どのような時でも自分を呼び出してほしいと同僚に依頼した。東看護師が北さんの死亡の知らせを受けたのは、翌日の朝5時であった。すぐに病院に駆けつけ、北さんの死後の処置をすることができ、出棺にも立ち会うことができた。

　　私は、北さんとその家族に言いたいことをしっかり告げたくて、涙ながらに告げることができました。そして、北さんの妻や息子さん、娘さんたちの心からのお礼の言葉をいただきました。

《局面5》

変容した！

　東看護師は、達成感というよりは、「こころにぽっかり穴が開いたような気持ち」をしばらく味わっていた。それから、四苦八苦しながらも北夫婦のケアに全力投球してきたプロセス全体を、患者と妻と自分の関係性の変化として表象図（図3-1 次ページ）に描き、これを全体会議の場で披露し、対話する機会をもった。この機会をとおして、東看護師は北さん夫婦との体験の意味についてつかむことができ、ターニングポイントに達したようであった。

　　私は、自分の仕事の能力に自信がもてずに、幾度も退職を考

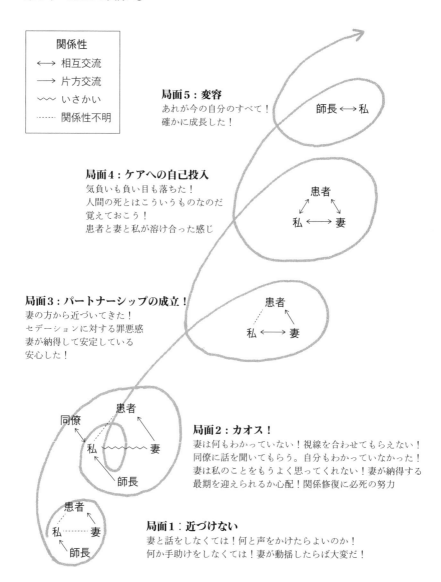

関係性
←→　相互交流
─→　片方交流
〜〜〜　いさかい
‥‥‥　関係性不明

局面 5：変容
あれが今の自分のすべて！
確かに成長した！

師長 ←→ 私

局面 4：ケアへの自己投入
気負いも負い目も落ちた！
人間の死とはこういうものなのだ
覚えておこう！
患者と妻と私が溶け合った感じ

患者
私 ←→ 妻

局面 3：パートナーシップの成立！
妻の方から近づいてきた！
セデーションに対する罪悪感
妻が納得して安定している
安心した！

患者
私 ←→ 妻

同僚
患者
私 〜〜〜 妻
師長

局面 2：カオス！
妻は何もわかっていない！視線を合わせてもらえない！
同僚に話を聞いてもらう。自分もわかっていなかった！
妻は私のことをもうよく思ってくれない！妻が納得する
最期を迎えられるか心配！関係修復に必死の努力

患者
私 ‥‥‥ 妻
師長

局面 1：近づけない
妻と話をしなくては！何と声をかけたらよいのか！
何か手助けをしなくては！妻が動揺したらば大変だ！

図3-1　東看護師の自己革新のプロセス（表象図）

えました。しかし、北さんと北さんの妻とのかかわりを最後まででやり遂げたことや、師長さんとの面談をとおして、自分についていろいろわかったことや、合同会議でメンバーから肯定的な反応や称賛をいただいたことで、自分は間違った方向には進んでいないという小さな自信がついてきました。もっと大きな自信が得られるように、今回はっきり認識できた自分の力不足をこれから克服していきたいと思います。

　合同会議のメンバーは皆、涙を流しながら、東看護師に大きな拍手を送ったことは言うまでもない。

＊

　それから３日後、Ｃ看護師長は東看護師と面談し、「あれが今の自分のすべてです」とにこやかに言う彼女に、手をくださないで外から見ているケアパターンを脱した、確かな成長を感じた。また、１週間後には、病棟に再び訪れた北さんの妻から、あらためて看護師らへの感謝の言葉を受けた。妻は何とか悲しみを克服されているようであった（以上は、次の合同会議で報告されたことである）。

めざす実践を志向する “意識”

　若手看護師らが、配偶者と、あるいは夫婦二人とパートナーシップに入るきっかけは、予期せぬ状況や場面で訪れることが多かった。彼らは今までの殻を破って、勇気を奮って意図的に声をかけた。あるいは、配偶者から声をかけられた時を逃がすことはなかった。どのようなきっかけでも、うまくとらえて決断することができたのは、常にそのようでありたいと心がけていたからである。師長や同僚看護師の促しが引き金になることもあった。パートナーシップが成立したときには、看護師から気負いや自信のなさは消え、ありのままの自分になる

ことができていた。

　ひとたびパートナーシップを成立させた後は、同士のように、配偶者のもつ力を引きだし、死が迫っている患者のケアに専念できるように助けた。このプロセスは、配偶者にとっては悲嘆作業であり、それを見まもる若手看護師にとっては成長の糧となった。

体験したことの意味をつかむ

　患者の死後、自分がたどったプロセスを振り返り、体験したことの意味をつかんだ時、自分の成長を自覚することができた。この体験は、合同会議での発表と、それに続く対話と、さらには自らの軌跡を表象図に表わすことで強化され、自己革新を確かなものにした。

　誠意を尽くした看護に対して、配偶者や家族が看護師を名指して近寄ってきて、感謝の言葉が述べられたことも、心に響く体験であった。患者のご遺体が安置された霊安室で、残された配偶者が、最初にプライマリーナースであったその看護師に近寄り、深々と頭を下げて感謝の言葉をかけている姿を他の看護師らが見ていた。若手看護師らは、自分の看護が、他のスタッフや医療関係者に看護の意味を再確認させるような影響を与えていたことを知った。それは本人の予想を超えることであった。

　欲を言えば、患者の死後に、遺族となった配偶者との最後の対話を、パートナーシップのもとでもう一度実施できたらよかった。通夜のように死者を偲ぶ意味をもち、配偶者がさらに夫婦の人生の深い意味をつかむのを助けることができたであろう。合同会議で出されたコメントである。いつ、どこで、どのようにしてという問題があり、このプロジェクトの期間にはそのことは実施できず、今後に残された。

《局面5》

パートナーシップの終焉——"願い"が成就した。そして私たちも成長した！

何が看護を変えるのか

　合同会議の場では、「看護師自身が変われば、看護が変わり、その看護を受けた患者・家族に違いが現われる」という表現は、何度も繰り返し吟味された。看護師長や教員らは、がん看護の経験がまだ少ない看護師が、このような趣旨のケアを行なえるだろうかという不安を抱いていた。しかし、6名の看護師の発表を聴くうちに、看護師の経験年数には関係がないという感触を得た。肝心なことは、患者とその配偶者を支援したいと心から願っていることである。看護師らがめざしたのは、配偶者が思いを表出できるように、そして配偶者が自分のパターンに気づき、自分がどうしたいかに気づくように支援することであった。彼らは、患者と配偶者が最後の時をともに過ごすことに意味を見いだしてくれることを願った。これらのことを常に考え、意図的にかかわろうと努力することで、看護が変わるのである。

病棟に広がる波紋

　プライマリーナースとともに患者とその配偶者の予期的悲嘆に関わるケアにかかわった他の看護師らも、患者とその配偶者の関係性が変化していく姿を間近に見、そして感じていた。おのずと他の患者や家族の思いにも関心を向けるようになり、思いを大切にすることへの意識が高まった。

　C病棟では、上に紹介した東看護師のケアの体験が師長から他の看護師に報告され、東看護師が自分の体験について語る時間を与えられた。それは強い影響を与え、看護師らは、今まで視野に入っていなかった患者の配偶者を意識するようになった。しかし、いざ実際に向き合おうとすると、「上手にやらなければならない」という気負い、「自分にはできそうもない」という自信のなさ、「できれば逃げたい」と

いう逃げ腰な気持ちなどが障害になって、一歩を踏み出すことは容易ではなかった。また、向き合えたとしても、患者をとおして配偶者を見ている時には、配偶者の真の姿は見えず、逆に、配偶者をとおして患者を見ている時には、患者の苦しみが見えなくなる場合があった。しかし看護師らは、合同会議での対話の内容を知らされて、自分の見方やとらえ方のパターンを認識する機会を与えられて、どうしたらいいか、自分の向かうべき方向ははっきりと見えたようである。

　若手看護師がプライマリーナースとして新たなケアに挑戦したことは、波紋となって病棟全体に広がっていった。看護師らの発言や行動が変わってきた。実習に来ている看護学生は、それを敏感に感じとっていた。さらに、医師たちも看護師の変化を認め、新しいケアの試みを歓迎した。

　C病棟の看護師は、このプロジェクトの成果を病棟全体のケアとして受け入れることにした。この"対話"を盛り込んだケアはプライマリーナースの判断を重視して進めるが、つまずいているときには看護師長やパートナーとなって助けることができる看護師が相談役を引き受けるようにしようということも決めた。これから先の成果は、C病棟の看護師らの熱意と実行力にかかっていくことになる。

　やがてこのようなケアが、特別なことではなく、この病棟の文化として定着していくことであろう。ここで、C病棟の看護師グループと教員グループのパートナーシップは終焉を迎えたのであった。

《局面6》

MARのプロセスと成果を発表して、私たちの成長を知ってもらおう！

　次の努力としては、本MARの成果を自分たちのものだけにとどめるのではなく、広く他の看護師らに向かって発表することである。プロセスを客観的にたどってみることと、それに対する評価を得ること

が必要である。それによってさらなる対話を呼び起こし、進化を生み
だしていくことになるであろう。

進化のプロセスにみる類似性と個別性

　成果として報告したいことの第1は、終末期にある患者とその配偶
者のプライマリーナースを務めた6名の若手看護師に類似性が認めら
れる進化のプロセスである。次には、看護師個々のプロセスにみられ
る個別性である。次の4つの局面は、上記若手看護師の進化プロセス
に共通してみられた。

① 　プライマリーナースである看護師が、患者の配偶者とかかわる
　　きっかけ（チャンス）をとらえる局面
② 　やがて、その配偶者とのパートナーシップが成立する時期を迎
　　える局面
③ 　配偶者とのパートナーシップのもとに、患者のケアに自己投入
　　する局面
④ 　自分のケアを振り返り、自己の成長を自覚する局面

　ただし、このような類似性は認められるものの、プロセスのたどり
方は決して一様ではなく、個々それぞれに違い（個別性）がある。
　たとえば、経験3年目のP看護師とQ看護師には、東看護師が体
験した《局面2》の混乱状態（☞63ページ）こそみられなかったが、「自
分がプライマリーナースであるから、先頭を切ってケアを提唱してい
かなければならない」という気負いが強く見られた。また、東看護師
とは反対に、終末期にある患者をとおしてのみ配偶者を見ていたため、
配偶者の心境を理解することが遅れ、配偶者とパートナーシップを組
むまでにはかなり時間がかかった。R看護師やS看護師も、患者をと
おしてのみ配偶者を見ており、配偶者と話すことは「できれば避けた
い」と逃げ腰の姿勢をとっていた。
　そうではあっても、自分のケアパターンを認識できていて、配偶者

のパートナーとなることが予期的悲嘆へのケアとして重要であるということを意識している看護師であれば、不意に訪れたチャンスを見のがすことはない。東看護師の場合には、配偶者からの声かけで新たな局面がひらけたことはすでに述べたとおりである。P看護師は、看護師長との面談で促され、思い切って配偶者に「この頃どうですか？」と声をかけると、配偶者は「私のことですか？」と驚いた様子を示し、聞き返してきたのだという。P看護師は、この時はじめて患者の配偶者の存在を意識したと語った。Q看護師は、「配偶者（夫）が少しやせたことに、今更ながら気がついた」とMAR日誌に綴っていた。R看護師は、「もう面談をもたなければならない」と思っていた時に看護師長から促され、勇気を奮って一歩を踏みだしてみると、「考えていたよりずっとスムーズにパートナーシップに入れた」と語った。

看護師としての自律性と行為能力の獲得

　C病棟において「終末期患者と家族、ことに配偶者の予期的悲嘆へのケア」が創出されたことは、臨床看護師と看護教員のパートナーシップのもとで遂行された本MARのめざましい成果であった。それは終末期にある患者・家族にとって助けになることであり、同時に、若手看護師らの成長に役立つものであることが確信された。やがては、この全体性にもとづいた"対話"を、どのような患者や家族に、どのような時期に実施することがもっとも助けになるのかということを自分で判断し、看護介入として意識した行為に踏みだす★35 ようになるであろう。さらに、このことは他の看護活動においても波紋として広がるはずである。

　強調したいことは、MARのプロセスに伴って生じた変化は、波紋となって周囲に伝わり影響を及ぼすことである。メンバー以外の看護師らも自分のケアパターンを認識するようになったことが、合同会議

★35　このことを、筆者らは、「看護師としての自律性と行為能力」という言葉で表現している。（☞第1章脚注★5）

で逐次報告されている。そうした変化は、終末期の患者に付き添う配偶者のみならず、すべての患者にとって、入院生活が意味ある体験となるような看護介入について考えることを促すことになり、それは通常のケアカンファレンスやデスカンファレンスでの発言内容にも反映され、患者・家族に対する見方、ケアのあり方、死に対する考え方にも、今までとは違う発言がみられるようになる。C病棟の看護師らに現われた多様な変化は、看護学生の指導にも影響し、医療関係者の関心をも引くようになったことが確認されている。こうしたことのすべて★36 が本MARの成果である。それらは学会発表★37 のほか、論文★38 が雑誌に掲載された。

■追記──信憑性

　本MARの成果の信憑性は、そこに参加した1人ひとりが、いかに自律性と行為能力を獲得したか、そのことによってどのような変化が生まれたかという問いに答えるべく、データにもとづいてそのプロセスと成果を報告し、それを読んだ者の大多数が「そのとおりであろう」と思えることによって保証される（☞第6章153ページ）。

＊本MARは、2つの病院の3つの病棟とのMARとして、平成11-12年度文部省科学研究費の補助を受けて実施したものである。

★36　MARでは、倫理に抵触しない限りどのようなデータも使ってよいことになっている。MARメンバーが目撃したMARの成果と考えられることは、しっかり記録しておき、合同会議で報告することが大事である。

★37　遠藤恵美子, 嶺岸秀子, 諸田直実, 斉藤亮子, 千崎美登子, 桃園忍, 久野多恵, 犬丸千絵（2001）. 再びアクション・リサーチについて：看護実践に変化をもたらす研究方法という観点から, 第21回日本看護科学学会学術集会講演集.

★38　斎藤亮子, 遠藤恵美子, 千崎美登子, 桃園忍, 久野多恵, 西又玲子, 赤羽寿美（2001）. 看護におけるミューチュアルタイプのアクションリサーチを推進する力, 看護研究, 34(6), 45-51.

生活習慣を改善したい！

がんの進行と悪化を防ぎ、より自分らしく生きるために

　がんの多くは"生活習慣病"であると言われて久しい。しかし、がん予防、悪化予防、再発予防のために生活習慣を見直そうという潮流は、禁煙や食生活改善、運動の奨励のほかにはほとんど及んでいないように思われる。看護の活動を見わたしても同様である。フローレンス・ナイチンゲールが「病人の看護と健康を守る看護」★39 の中で、健康を守る看護がいかになおざりにされているかを嘆いているが、そのころからあまり変わっていないのではなかろうか。

　筆者らは、MARをテーマに看護学会で交流集会を催した際に、疾病中心の見方でなく、疾患があってもより自分らしく生きることへの支援という観点から、生活習慣に焦点をあてた支援について、何度か紹介する機会をもったのであるが、なぜか看護師の関心は低いようであった。参加者が少なくてがっかりしたこともある。しかし、ここで再び声を大にして、全体論のパラダイムにもとづく、新しい（だからと言って医学的な考え方を排除するのではない）がんのとらえ方に目

★39　Nightingale,F. (1893). 薄井坦子, 小玉香津子, 田村 真, 小南吉彦編訳（1974）『ナイチンゲール著作集』第2巻, 125-155, 現代社 .

をひらいてほしいと訴えたい。以下、従来の生活習慣の改善とは異なる角度から試みられた MAR の実際を、参加者の声とともに紹介する。

　地域で生活するがん体験者（がんサバイバー）・家族のグループとがん看護に携わる教員・看護師グループのパートナーシップのもとで、「がんの再発や悪化を食い止め、より自分らしく生きたい！」というサバイバーらの"願い"を掲げてのプロジェクトであった。参加者は、グループ内で対話を繰り返しながら、自らの生活習慣のパターンを認識し、より自分らしく生きるために自分で生活習慣をデザインしていったのであった。

本 MAR のスタートに至る道程

　本 MAR にたどり着くまでには、数年間の道程があった。はじまりは、宮崎県のがん体験者とそのサポーターの方々（キャンサー・ヘルプ・ネット宮崎）と、筆者らが当時所属していた看護大学の教員有志らとのジョイント・プロジェクトであった。お金がかからず、地域への貢献度は大きくという社会的要請に応えようと、ジョンソンのアイ・キャン・コープ★40 を参考に、博士が主張する「知識は翼なり」に賛同して勉強会を始めた。その知識に、当大学での教育の根幹をなしていたフローレンス・ナイチンゲールの「人間の持てる力が最大限に発揮されるように」というケアの基本的考え方も取り入れて、参加者の"体験"を組み入れたプログラムを計画した。たとえば、もっと野菜を摂取しようということであれば、1 日に必要な野菜の量の 350 グラムを参加者が各自、準備された大きなボールから皿に盛りつけて食べきる。温熱療法であれば、10 度の水と 40 度のお湯を用意して、冷温足浴を交互に 11 回やってみる。このように、知識は必ず体験で

★40　Johnson, J. (2000). 遠藤恵美子訳（2000）."I can cope" がん患者教育コース：プログラムの創造, 評価, そして諸外国への伝播. がん看護, 5(3), 182-185.

　裏づけるようにしたのである。この進め方からは学ぶことが多く、地域活動のノウハウを身に着けることができたと思っている。

　しかし、筆者らには、何かが欠けているように思えた。突き上げてくるような驚きや感動がなかったと言えばいいのかもしれない。その理由はたぶん、医学的にとらえたがんと生活習慣を直線的に結びつけていることにあったと思われた。がんも生活習慣も、もっと複合的なものである。そして、看護からのアプローチであるならば、この複合性にこそ注目しなければならない。そこで、新たに取り組むMARでは、全体論のパラダイムにもとづくマーガレット・ニューマンの“拡張する意識としての健康”の理論をふまえることを明確に意識した。ニューマンの「疾患は、その人個人の環境との相互作用のパターンの表われ」（1994/手島訳1995, p13）であるという主張から読みとるべきことは、がんと生活習慣のとらえ方を、人間を客観的な対象としてみて、科学的手段を一律に適用して治療することをめざす医学モデルから、人間の全体性と個別性に立脚して主観性を重視し、主体的な自助力の支援となることをめざす看護モデルに、パラダイムの転換が促されているということである。念のために再度付言するが、ニューマンは、そして筆者らも、医学モデルを軽視しているわけではない。第1章で示した巻貝の図（図1-2）を使うなら、医学モデルにもとづく内容は、巻貝が巻きはじめる部分に相当する重要な内容である。しかし、その部分だけを見て看護を考えるならば、まったく不十分である。その先端を巻き込み、さらに中層、上層へと進化し拡張していくのが看護モデルである。もちろん、そこには他の医療分野のモデルも重なってくるであろうが、それぞれがあり、その全体があって人間の保健・医療になると考えている。

《局面 1》

ウォーミングアップと土台固め

　かつての宮崎県でのプロジェクトでは、がんについて、医学モデルとは異なる新しい視点から検討するということはまったくなかった。筆者らは、がんと生活習慣について、全体論のもとでどうとらえたらいいのかを探究した。ニューマンは、もし疾患があるのであれば、その疾患を「私たちの身体を侵す別の実体としてではなく、人間―環境の相互作用から発現するパターンの開示としてとらえる必要がある」（1994/ 手島訳 1995, p13）と述べている。つまり、もしがんになったのであれば、そのがんを自分の身体を侵す、自分とは別の悪いものとみるのではなく、自分と環境の相互作用のありよう全体を映しだしているものとして "がん" という状態を受けとめるということである。そのように理解して "担がん母胎を映しだしているがん塊" の図（図4-1★41）を見ていただきたい。この図は原因と結果という関係を示してはいない。

　ニューマンの見解は、医学モデルからみたがんという疾患について一般に流布している見方、つまり原因があり結果としてがんになったという考え方にとらわれることなく、自分と環境の相互作用全体に目を向けて、そこに映しだされた自分らしさを見なさい！ と示唆する見事な見解ではないだろうか。人の生活習慣は、地域社会、時代、家族などの影響を受けて培われてくるものであるが、そのプロセスで、原因や理由はさまざまに考えられるが、真のその人らしさを疎外するようなあり方（不調和）となってしまうことがある。がんに限らず、疾病にはそのような自分のパターンが映しだされているととらえるの

★41　本図の作成にあたっては、長友明美（2006）.『がん治療を医者に任せにするな！！：自分も参加する 21 世紀の統合医療』121, コスモトゥーワン. を参考にした。

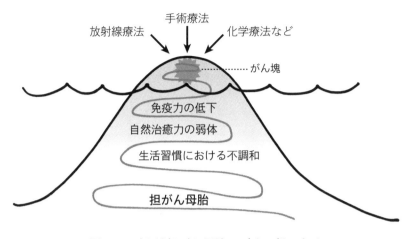

図4-1　がんは担がん母胎のごく一部である

である。がんサバイバーがこのような考え方を知り、自分の生活習慣のありようを見直してみることは意義のあることであろう。

1）全体論の視点から"がん"を描く

　自分の生活習慣に何らかの不調和があるということは、環境との相互作用に不調和があるということに他ならない。生活習慣にはさまざまな面があることから、そのことを私たちは図4-2 (次ページ)のように描いた。この図は私たちの創案である★42 (次ページ)。

　この「サインの表われ」としてのがん、「その人の全体から切り離してみることはできない」という全体論的な考え方をより深めるために、筆者らはホリスティック医学に関する学習会や講演会に参加したり、また代替・補完療法を体験したりもした。そして、がんサバイバーの生の声を聴き、対話を重ねることで本研究に備えたのであった。

2）グループ内対話を核とした生活習慣立て直しプログラムを創ろう！──がんサバイバーと家族の"願い"が叶うように

　次に、がんサバイバーとその家族からなる地域住民グループとのパ

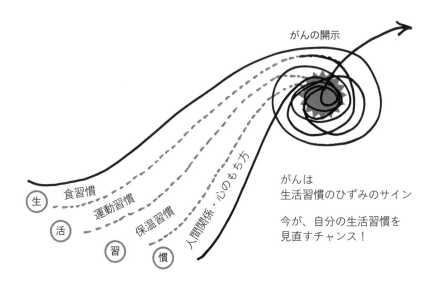

がんの開示

がんは
生活習慣のひずみのサイン

今が、自分の生活習慣を
見直すチャンス！

生

活

習

慣

食習慣

運動習慣

保温習慣

人間関係・心のもち方

図4-2　がんの発症は、生活習慣にひずみがあるというサインである

ートナーシップのもとに進めるプロジェクトの内容である。筆者らは
「生活習慣立て直し対話の会」と名づけ、その内容と組み立てを考えた。
その後に参加してきたメンバーの中には"立て直し"という言葉に異
論もあったが、いい案が出ないために、ひとまずこのままとした。筆
者ら自身、医学モデルのもとで学んできたので、すべてのセッション

★42　最近のことであるが、がん看護専門看護師になろうとする課程の院生が、2つ
の図（4-1,4-2）を入院中のがん患者に示した時の体験を聞いた。患者らは2つの図を
見て「目からうろこが落ちた」と言って感動した。「こんな話は、誰もしてくれたこと
はない」とも言ったという。このことからも、がんを自分自身と環境との相互作用のパ
ターンの開示であると思ったことはなく、自分とは別物であり、それは切って取り除く
べきものと考えている場合が多いことがわかる。本 MAR を実施してからかなりの年数
が過ぎているが、この話を知って、筆者らの問題提起と"願い"は今も決して古くはな
っていないと思った。もちろんそれは、よろこばしいことではないのであるが。
☞この院生の修士論文をもとにした学会発表──藤枝文絵、三次真理（2019）. 急性期病
院でがんの初期治療を受け生活習慣の立て直しを願う患者とのケアリング パートナー
シップのプロセス. 第 23 回日本統合医療学会プログラム抄録集．／藤枝文絵、三次真理
（2020）. 急性期病院で初期治療を受けるがん患者の生活習慣立て直し支援としてのケ
アリング パートナーシップのプロセス, 第 34 回日本がん看護学会学術集会講演集.

を全体論の考え方に転換してプログラムを組むのは容易なことではなかった。生活習慣というと、食事、運動というように項目を立てることに慣れている。それをもっと包括的なものにしたいと強く願い、考えつづけたのであるが満足のいくアイデアは浮かばず、結局、以下の趣旨を盛り込むことを決めて、プログラムの作成に移った。

①　全体論のもとでの "がん" のとらえ方について、2つの図（図4-1、4-2）を用いて、理解をめざして話し合い、両者で十分納得することをめざす。

②　生活習慣を新しく立て直すために、必要な知識（食事、運動、保温）が得られるように、ミニレクチャーと実演を組み込む。

③　各セッションのミニレクチャーと実演の後に、グループ内で自分の生活習慣を語り、他者の話をよく聴く対話の会を開く。ここに十分の時間をとる。

④　1回は自分の人間関係と心のもち方のセッションを設ける。対話をとおして自己洞察を促す。

⑤　参加者自身が、自分に合っていて好む方法を選択することを支持する。

⑥　最終回では、参加者は各自のこれからについて "自己への誓約" をし、修了式とする（最終日に、色を使って美しい修了証書を作製し、それに参加者各自が自分との約束を書き入れることを計画する）。

⑦　3か月後に "同窓会" を計画し、セッション参加の成果を報告する（その後は自由な語らいの時間とする）。

⑧　適宜フォローアップ面談を計画する。

プログラムは、次ページの図4-3に示すように6つのセッションで構成された。

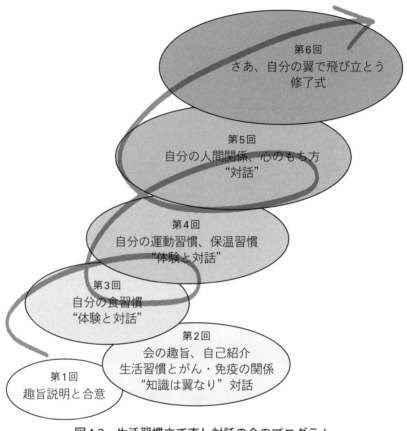

図4-3　生活習慣立て直し対話の会のプログラム

3）資金の獲得

　この時点で、資金が必要なことは明らかであったので、3年間の計画で文部科学省へ助成金の申請を行ない、それを獲得した。

4）協力者の募集とセッション実施の土台づくり
　　──趣旨の確認、承認、学習

　本MARは、同じプログラムを、順次3つの異なるフィールドで実施するという大がかりな計画であった。筆者ら2名の他に、3つのフ

ィールドそれぞれで、がん看護専門看護師、がん看護のエキスパート、がん看護専門看護師育成コースの大学院生、がん看護に関心がある教員などから実施者側メンバーを募集した。応募者にはプロジェクトの趣旨確認と承認を求めた。そうして順次結成された３つの実施者側グループでは、全体論のパラダイムとニューマン理論、それをふまえた"がん"の考え方、グループ内での対話の意味、参加者が自分のパターンを認識できるような支援の仕方などを学ぶとともに、プログラムとそれに盛り込まれた趣旨を確認し合った。

　また、セッションの実施で特別に心がけたことがある。セッションでは毎回、参加者を歓迎するために最大限の努力を払うということである。これは、キャンサー・ヘルプ・ネット宮崎代表の長友明美氏のありよう、すなわち心からの"Welcome"の姿に強い印象を受け、学んだからである。参加者が当日会場に現われた時の歓迎はもちろんのこと、部屋の飾り付け、ポスター掲示の工夫、がん予防に効果があるとされるニンジンジュースやルイボスティーなどの飲み物★43、雑炊や玄米餅などの食べ物を準備することに及んだ。これらは、大変な労力を要することではあったが、参加者側に歓迎されただけでなく、実施者側同士の人間関係を築き上げるのに大いに役立った。

5）参加者の募集

　募集する参加者は、初回のがん治療を終了し、地域で生活している

★43　ニンジンジュースは、ドイツの医師マックス・ゲルソンが、1930年代に開発した食事療法のひとつである。ニンジンは、がん予防に有効といわれるカロチンやナトリウムの排泄を促すカリウムを多量に含んでいる。このジュースを家庭で作り毎日欠かさず飲んでいるがん患者は多い。ニンジンは有機人参を使う。ルイボスティーは、南アフリカ共和国のケープ州にあるセダルパーク山脈で栽培される健康茶。良質のミネラルが多量に含まれている。カフェインを含まず、無味、無臭といってよい。効用は、活性酸素を抑えて免疫の低下を防ぐ、老化を予防する、血管のトラブルを防ぐ、代謝を高める、利尿作用や整腸作用があるとされ、抗酸化作用ということでがん予防とも結びつくと考えられる。ただし、本MARでは、これらが直線的にがん予防につながるという考え方はしていない。

がん体験者（がんサバイバー）とその家族とした。もっとも苦労が多かったのがこの参加者の募集であった。

　　フィールド１（パイロット・スタディ）：がん患者のための某 Web サイト

　　フィールド２：Ａ大学周辺（コミュニティーセンターが多数ある）

　　フィールド３：Ｂ大学病院周辺

という３つのフィールドから、各10名前後の予定で、１つのフィールドが終わるごとに募集した。

　パイロット・スタディでは、どのように参加者を募るか、いい案がなかなか浮かばなかった。ようやく知人の紹介でリンパ系腫瘍の患者の Web サイトを知り、そこから案内を流してもらった。その結果、１日目に15名の応募者があった。そのうち最初の６名にお願いした。

　フィールド２では、数か所のコミュニティーセンターにポスターを貼り、チラシを置いてもらった。しかし、１人の応募者も現われなかった。予想外のことで困惑した。バス車内の掲示板や区報などでも情報を流してもらったが、同様に何ら反応が得られず、結局計画した開催時期を逃してしまった。またしても頼りになったのは知人であった。地域活動の経験豊かな知人（男性60代）の口利きによって、９名が集まってくれた。

　フィールド３は、大学病院が２つある地域であった。病院の近くにポスター掲示の許可を得た。また、病院の外来にチラシを置いてもらった。フィールド２と同様に、これらを見ての参加希望者は皆無であった。結局、12名の参加者全員が、人を介しての口コミによる応募であった。

　これらのことから、がんサバイバーらはつながりを求めてネットワークを形成しており、無知だったり新しい情報にただ飛びついたりするような人たちではないということを学んだ。そして、このつながりが上手に活かされるならば、生活習慣立て直しの成果も上がるであろうという感触を得たのであった。

《局面2》
実施者側と参加者側とが趣旨を共有し、パートナーシップを成立させる

　この局面は、主としてプロジェクトの第1回と第2回セッションにあたるところである。

フィールド1（パイロット・スタディ）では…

　リンパ系腫瘍の患者のWebサイトに情報を流し、返信があった希望者1〜6番の6名（女性4名と男性2名）に参加していただいた。年齢は30〜50代と若く、1名は専業主婦であった。全員が継続的に受診を続けていたが、現在治療中の人はいなかった。インターネットで即日に参加を表明された方々なので、「何とか生活習慣を変えたい」という思いが強いように見受けられた。実施者側は、筆者ら2名とがん看護専門看護師1名、看護師1名の4名でグループを組んだ。

　第1回のセッションでは、お互いに自己紹介をした後、このプロジェクトの趣旨を説明し、合意したつもりであった。しかし、そのような体験をしたことがなかったことによると思うが、情報を「提供する側」と、それを受けて「質問する側」というような傾斜的な関係性が生じてくるのを防ぐことができなかった。第2回セッションでは、「生活習慣とがん・免疫の関係」に続いて、全体論のもとでのがんのとらえ方に進んだのであるが、ここでも、免疫についての説明では医学的な側面を避けて通るわけにもいかず、結果的に多くの時間をとることになってしまった。それもあって、全体論にもとづくがんのとらえ方のほうには関心が向かず、質問は主に医学的知識に関することであり、私たちもそれに答えようと必死になった。

　おそらくその結果なのであろう、第1回セッション終了後、男性1名が参加を取りやめ、第2回でまた男性1名が現われなくなった。この時点で、参加者と実施者の間で、趣旨について最初に真の合意を形成することがいかに大切かを痛感した。第3回セッションからは、女

性4名の参加者と私たち実施者4名によるパートナーシップをめざすこととなった。

フィールド2では…

　参加したのは、定期的な受診と服薬を続けているが、積極的な治療期のがん体験をすでに乗り越えたベテランとも言える方々7名に、半年前に初めて手術を受けた男性とその妻が加わった計9名であった。年齢は50歳から80歳の中・高齢者である。1名は9年の間に再発を繰り返し、定期的に化学療法を受けており、この時もキャップをかぶっておられた。

　ベテラン7名は、さすがベテランと言うべきか、がん体験を逆手にとってプラスに活かしており、不安とか心配とかいう言葉を口にすることはなかった。がんは生活習慣病であるということに対して、肯定も否定もしなかった。

　自己紹介では、「がんになったことで詩吟に打ち込み、また、自分の書いたがん体験記が連載されて'夢'が叶えられた。今は詩吟の師匠」「自分の好きな皮細工の仕事で社会とつながっている。がんはめずらしいものではないというのが私の考え方。自分に合った食生活と生活リズムを作っている」「9年間がんと共に生き、今は3回目の再発。医師から『自分のからだに聴いて！』と言われて以来、それを守って自然児のように暮らしている」などと話された。「自分のからだに聴いて」ということは、自分のからだに意識的になり、からだから送られてくるメッセージを感じ取ることである。全員が自分に忠実であるとともに、楽天的で、地域社会とのつながりを楽しんでいるようであった。また、ストレスががんの大きな要因のようだという考え方で一致し、がんをマイナスにとらえず、仲よく付き合う方法を探ることが大事だと話した。ベテランは、私たちの計画を優しく受け入れ、理解しようと努め、前向きな姿勢でパートナーシップの成立に協力してくれたのであった。

　実施者側は、筆者ら2名と成人看護学の教員1名とがん看護学を専

攻する大学院生２名の計５名であった。

フィールド３では…

　ポスターなどの募集では応募者が皆無であったことは既に述べた。口コミで集まった参加者は12名（男性３名、女性９名）で、年齢構成は70代３名、50-60代６名、30-40代２名、20代後半１名であった。うち２名は、がんの告知と手術からまだ１年を経過していなかった。半数は治療を継続しており、数名は再発の治療中であった。１名は片腕を切断しており、もう１名は気管カニューレを通して呼吸する障害を抱えていた。

　実施者側の人数もふえ、筆者ら２名の他、教員２名、がん看護専門看護師４名、大学院生４名の計12名という大所帯となった。

　フィールド１、２での体験を生かし、全体性のパラダイムをふまえて作成したプロジェクトの考え方や信念について第１回のセッションで十分に対話する時間をとり、参加者と実施者は同格の参画者であることを了解し合う努力をした。さらに、以降のセッションでも必ず初めには、その合意を繰り返し呼び起こすようにした。MARの考え方が参加者全員に浸透していったことは、６年後に行なったインタビューの中で語られた言葉（☞99ページ以下）からも明らかである。

《局面３》

グループ内での対話をとおして各自が"願い"を確認する。そして自分のパターンを認識し、新たな生活習慣への進化を支援し合う

フィールド１（パイロット・スタディ）では…

　２名の辞退者が出た後、参加者４名と実施者４名は輪になって座った。

　第３回セッションは食事習慣についてであった。はじめに、参加者

が順に自分の食生活について語ったが、そこで明らかになったのは、自らが主体的に選びとっているのではなく、がんじがらめに縛られた生活習慣の姿であった。最初の1人は、家族の都合に合わせてメニューが決まると言い、仕事の関係上、社員食堂のメニューかコンビニ弁当が中心とも語った。仕事が忙しく食事に手をかける時間がないので短時間で終わらせると言う人もいた。また、治療によって起きる味覚障害、消化機能の変化から食べられる食品が限られるという話が出た。あるいは、大量の情報がある中で、本当は何がよくて何が悪いのか、とまどうということも話された。

　参加者らの関心は、「食塩は何グラムとればいいのか？」「からだにいい食事の基準を知りたい」「科学的な根拠がほしい」「レシピがほしい」などと、ハウツーの方向に進んでいった。そして、私たちは、またもやその質問や希望に応えていこうという方向に進んでいってしまったのであるが、次回のセッションに進むにはもう一度本来の趣旨を確認する必要があると考え、「がんは自分の生活に不調和があることのサインである」ということをどのように思うか、問いかけた。それに対して、はじめは、「今までの人生を否定したくない」「何が悪かったのか！」「それほどに健康が大事か！」などと、否定的な反応が多くみられた。しかし、対話を重ねるうちに変化が現われ、「私たちには食事に時間をかけない文化がある。私は‘食事は時間だ’と思ってきた。しかし、それは自分の食事をおざなりにしていることだった」と、自分の今までのありようを内省するような発言が聞かれるようになった。そこから、「いろいろな面をうまく取り入れればいいのだ」「今が転機のような気がする」「今まさに、岐路に立っているようだ」などと、対話の内容は前向きなものとなり、「“生活習慣を立て直し”というよりは、自分で生活習慣を“デザイン”していけばいいのだ」という“願い”の表明へと進んだのであった。さらには、「生活習慣が大切だということを、世の中にもっと知らしめる必要がある！」というような、積極的な意見も出た。

　それ以降のセッションでは、がんと生活習慣の考え方を確認しながら、"食生活"に続いて、"保温""運動""人間関係と心のもち方"に関する知識を得るとともに、演習を行なった。そこでも自分を語り、他者の考えを聴くグループ内対話を繰り返した。その結果、自分の生活習慣を振り返る機会を得た参加者から「すべてを変える必要はない」「やれることからやってみよう」という声が聞かれるようになった。総じて前向きの変化が現われてきたとは言えるが、個人差も強く出て意見が1つにまとまったわけではなかった。にもかかわらず、参加者同士の結びつきは強くなり、セッション終了後食事を共にするようなグループに発展したのであった。想像ではあるが、食事会の席でも生活習慣が話題となっていたにちがいない。このパイロット・スタディの参加者らは、後日行なわれた報告会にも姿を現わしてくれた。

　一方、実施者側はどうであったか。毎回配布する資料作りに力を注ぎ、実演する予定の、からだにいい食事や運動のしかたなど、具体的に1つひとつ吟味して、一所懸命準備した。歓迎の意を表わすポスターを作製し、会場の飾り付けにも心を配った。これらは、参加者に感謝されたのであるが、セッションの進め方については、パイロット・スタディであったとはいえ、最初に思い描いていた方向に進むことのむずかしさを毎回感じて、セッション終了後には何とも情けない気持ちに満たされた。参加者の中には、知的学習ニード、つまり「もっと知りたい」と思う人はいつも必ずいる。それを否定することはできないのであるが、筆者らの期待とはマッチしない。それが悩むところであった。

① 　参加者募集の段階でMARの趣旨をしっかりと知らせる。
② 　趣旨に必ずしも賛成ではないが興味をもって参加した方々とは、毎回のセッションの中で繰り返し対話を重ねていく。

この2点の必要性をあらためて強調しておきたい。本フィールドに

おいても、セッションを重ねるにしたがって参加者に変容が訪れ、進化を遂げていくプロセスをみることができ、人間には、従来の生活習慣を手放し、自ら変わっていこうとする力があることを再認識できたのであった。しかし、それには忍耐強さが求められ、時間がかかることも覚悟しなければならない。

フィールド2では…

第3回：食習慣のセッションで

　それぞれが自分の食事の工夫について披露することから始めた。

　「食事は旬のもので、地の野菜を3食の中に取り入れる。あとは適当にリラックスタイムで好きなように食べる」「人間の身体は1人ひとり成り立ちが違う。一律にこれがいいというのはないと思う。それを見極めるのが大切」「抗がん剤のために食欲がない時には、よく噛んでいることがわかった。自分のからだが要求して、30回噛んでいた」「がんになって、からだがオーケーを出すものと出さないものを、見わける'もの差し'が、からだの中にあることがわかった」などと話されたのは「ベテラン」の方々であった。手術後まだ半年のがん「初心者」とその妻はほとんど話されなかった。黙って学んでいるように見えた。

第4回：運動習慣と保温習慣のセッションで

　マットを使って2人一組で行なう運動体験は快く受け入れられた。

　「からだがあちこち緊張している部分があることがわかって驚いた」「温かな手でさするだけで、からだがぽかぽかしてきた」などの発言にみられるように、からだの反応を知るとともに、自分のパターン（からだとの付き合い方）に気づき、今まで関心がなかったことに好奇心がはたらきだしたようである。

第5回：人間関係と心のもち方のセッションで

　参加者全員が強い関心を示した。

　「がんになったのは、確かに心の問題だと思った。がんになって、

そのストレスをがんともに切り捨てたような気持ちがある」「3回も再発しているので、私の課題は心のもち方だろうと思う。この会に来て、やっぱり課題はここにあると確認できた。自分の信念と毎日のストレスをどう調和させれば道がひらけるか探している」との言葉が聞かれた。「課題」という言葉を使われているのは、人間関係や心のもち方となると、ベテランもまだ深い葛藤を抱えているのであろう。リード役を果たす人が現われて、対話は深まりを増した。それまでずっと黙っていた新人がん体験者も、最後になって再発の不安を口にして、周囲からさまざまな助言を受けたのであった。

　一方、実施者側は、ベテランたちの話を聴き、そういうものかと教えられ、新人と同様にいろいろと感動し、意識の拡張を覚えた。そして、自分たちが計画したプログラムについて、想像を超えた深みをもって見直すことができたのであった。

フィールド3では・・・

　参加者らは、お互いに治療経過と現在の状況を披露した後、このプロジェクトに参加した理由を述べた。

　「確かにがんになるような生活習慣を続けてきており、改善しなければ再発するだろうという思いがあり、このような会を探していた」「半年前に胃がんの手術をしたが、先週転移がわかり、手術する可能性がある。生活習慣を変えなければならないと思うが、パワーがなく、どうしても続かない。何とか変えたいので、一緒に学びたい」「5年前に下咽頭がんでこのような状態になった。プライドはあるが、再発しないかとひやひやしている。会に積極的に参加して自分の体験を話し、同じ仲間に元気づけられて、また元気づけるように努力したい」「5年前に乳がんになり左全摘手術を受けたが、1年半前に転移が判明した。いま左の肺と腹膜に転移がある。でも、夫の父親も 'もっても1年半' と言われたのにそれ以上頑張っているので、人間はすごいなあと思っている。自分もいろいろなきっかけをとらえて、生活習慣改

善に踏みだしたい」などであった。これらの発言には、生活習慣を変えて、忍耐強く頑張って生きたいという強い願望と意志が開示していた。参加者らは、グループ内での対話に積極的に参画した。

食習慣の立て直し

　食習慣への関心は高く、具体的な助言も次々と示された。たとえば「豆腐がいいのは知っているが、豆が嫌いだから食べられない」「豆腐は味が淡白すぎて食べられない」などの発言があると、「豆腐はピンからキリまであるから、甘くて美味しいクリーミーな豆腐を選ぶのがコツ」という助言があった。また、「食に余り関心を払わない人が多い。がんを発症する以前は、自分も仕事にかまけていたが、食が大切だということが今よくわかる」という発言があると、「よく噛むことが大切だ。1品でもいいと思って、よく噛むこと」との助言が加わった。さらに、「玄米食を毎日食べるのがつらい」という人がいれば、「胚芽米や五穀米に時々変えて楽しんでみるのもいいですよ」などと続いた。グループ内の対話は大いに沸き、共鳴した。そのような学びは行動への確かな動機づけとなった。食習慣を立て直していこうという意欲は高まり、セッションの終わりでは、みんなで次回までの2週間のチャレンジを宣言した。

　次回、2週間後の第4回セッションの冒頭で、自分ができることをそれぞれに模索している姿が開示した。

　「前回、自分は30回の咀嚼を宣言したが、食べる時になると忘れるので、30回と書いてテーブルの前に貼ってみた。これはなかなか効果がある」「生野菜を食べるとからだが喜んでいるのがわかるようになった。もっと求めていることもわかり、食べると元気が出てくることも感じるようになった」「学んだことを友だちにも教えて、みんなも変わってきたと言っている」などの発言にグループは沸いた。

運動習慣や保温習慣の立て直し

　それから、第4回のメインテーマ、運動習慣や保温習慣の実技演習に時間を投じた。そして、食習慣と同様に、次の第5回セッションの

冒頭は参加者それぞれの体験談の報告にあてられた。

　運動に関して、「疲れたら横になるというのが、苦しみの中で自分のからだが見つけた方法だが、やはり自然の理に叶っていることがわかった。頭脳をはるかに超えた自分のからだの力を感じた」との発言があった。

　保温習慣も強い関心を呼んだ。「いつも足先が冷たく感じるので、前回学習した冷温浴をやってみた。ぽかぽかして足先も温かく、からだの調子もよく感じる」「お腹にバスタオルを乗せて眠った。トイレにも目覚めず、とても効果があるので、みなに勧めたい」等々、自分ができることを、真剣に模索していた。

人間関係と心のもち方

　最後のセッションは、「人間関係と心のもち方」である。これは、生活習慣とは関係ないように思えるが、全体論の考え方からすればそうではない。フィールド１、２での体験を振り返ってみれば、むしろそれこそが、自分の生活のありように もっとも関連していることが明らかであった。このセッションを意義深いものにするために、キャンサー・ヘルプ・ネット宮崎から紹介されたDVDを観たり、フィールド２で貴重な話を聞かせてくれた参加者の１人をゲストに招いて体験談を披露してもらったりすることを取り入れた。

　特記すべきことは、体験談の中で言われた「心を込めて、人を大切にする」ということに多くの関心が集まったことである。生活習慣を超えて、自分の生き方についての対話が続いた。そして、次の会（第６回、最終回）では「いちばん苦手であった母、その母の愛の大きさを今感じることができた」「ネガティブに考えると、'何で私だけが！'と思うが、ポジティブに考えれば、'私は選ばれた'と思えるようになった」「健康な人にはできない体験をして、この体験は決して自分の人生の中で無駄ではないと，今思える」などの発言があった。参加者は、自分の今までのパターンを認識し、新たな自分に進化していることに気づき、このプロジェクトに参加する機会を得たことに感謝を

表わした。

修了式

　修了証書には、各自思い思いの言葉が書き入れられた。いわく、「よく噛むことを心がけ腹八分目。季節の物を食べ、太陽とともに起き、よい睡眠をとる！」「たくさん眠る時間を作り、丁寧に食べ、心に耳を傾けて日々を耕す」「自分を見つめ直す、人と人とのつながりを見つめ直す。食習慣を見つめ直す。これらに心をくだき、日々を大切にすごします。皆様とのご縁に感謝」等々。

実施者側12名の達成感はどうであったか

　筆者らおよび協力者の全員が、このプロジェクトが準拠する全体論のパラダイムを常に意識すること、参加者とのパートナーシップで進めていくこと、そしてなによりも大事なことは、今までの自分のパターンを認識し、そこからさらに自分らしくあるための生活習慣を自分で選んで身に着けるのだという"願い"に向かう意欲を支援するということである、と学んだ。

　実施者自身が「〜しなければならない」という気持ちから解き放たれ、参加者たちとの交流を楽しもうと心がけた。そうして生まれた参加者と実施者のつながりを体験したことも意義深いことであった。参加者の中に入院者が出た時には、メンバー有志で見舞いに行ったこともあった。

《局面4》

全セッション終了後、MARの成果を確認する──参加者は自らの進化を認識し、実施者は改良プログラムを発表する

　各フィールドで、実施者と参加者の双方が参画者であるという意識のもとに、すべてが終了してから3か月後、全参画者が再び招集された。そこでは、セッションの経過を振り返るとともに、参画者らに現

われた進化について、すなわち上に述べてきた内容を要約して、筆者らの1人が報告した。それをふまえて、改良したセッションのプログラムを発表した。「立て直し」という言葉があまり好評ではなかったので、プログラムの名称を、がんサバイバーと家族が自己の生活習慣をデザインする対話の会とした。その要点、および留意点は以下のとおり。

① 　がんは単なる部分の疾患ではない。環境との相互作用の不調和ががんとなって現われているのである。プログラムの冒頭に「がんと生活習慣」を置き、がんの新しいとらえかたをしっかりと認識し合うことから始める。

② 　自分の生活習慣をデザインするには、グループ内での対話、すなわち互いに自己の生活習慣を語り、また他者の語りをしっかり聴くことをとおして、自分のパターンを認識することが重要である。この対話に十分な時間をとる。

③ 　生活習慣に一見関係がないように思える「人間関係と心のもち方」に関する対話の中で、自分の人生に対する深い洞察と意味づけをする人が多い。参加者同士の相互作用と各自が内省を深めるための時間を十分にとる。

④ 　食事、運動、保温の習慣に関しては、どのように組んでもいい。さらに排泄、休養、睡眠などを組み込むのもよい。場所、備品、人の確保が必要であが、可能な限り実演を組み入れる。

⑤ 　実施者側は、参加者がより意味深い生活を切り開いていく力をもっていることを信じており、パートナーとして十分に機能すべく常に意識的である。

⑥ 　全体論のパラダイムに拠って立つこのプログラムは、生活習慣ということを超えて、がんと向きあいながら、より意味ある人生に向かって進んでいくことを支援する（実施者は支援者であることを忘れないこと）。生活習慣という側面だけにとらわれること

　なく、方向はオープンエンドにしておく。

　さらに続けて、「合同同窓会」と銘打ち、3つのフィールドの参加者と実施者が自由に集い、語らう機会を設けた。実施者側は、いつも好評だったニンジンジュースを作ってサービスに努めた。
　ここでの体験は、家族や友人に伝えられて、生活習慣を自分でデザインしていこうという試みは波紋の如くに広がっていくであろう。

《局面5》

MARの成果を公表する

　3年間にわたる本MARの内容は、いくつかのまとまりに分けて、日本がん看護学会や日本統合医療学会で発表し、シンポジウムという形でも披露した★44。しかし、本章の冒頭で述べたように、看護師らの間では関心の高いテーマではないようである。全体論からの人間の生活習慣とがんの意味づけを理解した患者・家族から「目からうろこが落ちた」ようだとの感想を得ている筆者らとしては、もっと積極的に臨床看護師と交流をもってMARを広めることが急務であると認識し、次の課題として取り組むことにしたのであった（☞第5章）。

6か月後と6年後のフォーカス・グループ
──がんサバイバーと家族による進化の証言

　すべてが終了した時点からさらに6か月後と6年後、筆者らは、本MAR参加者の有志を再び招き、「生活習慣に関する対話の会に参加した後、そして今、自分が考えていること」を、フォーカス・グループ・インタビュー★45という方法を使って語ってもらった。その語りの内容の類似したものをまとめてみると、以下のようであった。サバイバ

ーらの実際の言葉（斜体表記）を添えて紹介する。

１）がんに罹患したことの意味を問い、自分の問題として直視する

　　「'心のもち方'が自分の生活習慣全体に影響して、がんの発症にも大
　きく影響していたと気づいた。'がんは自分が生みだしたものだ'とは

★44　学会発表
・高木真理, 宮原知子, 坪井香, 大政智枝, 遠藤恵美子（2011）.「がん患者・家族の生活習慣立て直し対話の会」支援モデルの開発：M. ニューマン「健康の理論」に基づいたパイロットスタディ, 第25回日本がん看護学会学術集会講演集.
・高木真理, 遠藤恵美子, 大西潤子, 濱田麻里子（2012）.「がん患者・家族の生活習慣立て直し対話の会」M. ニューマンの健康の理論に基づく支援モデルの開発（第2報）：むさしの翼の会, 第26回日本がん看護学会学術集会講演集.
・高木真理, 遠藤恵美子, 嶺岸秀子, 久保五月, 千崎美登子, 児玉美由紀, 岩本純子（2012）.「がん患者・家族の生活習慣立て直し対話の会」M. ニューマンの健康の理論に基づく支援モデルの開発（第3報）: さがみはら翼の会, 第26回日本がん看護学会学術集会講演集.
・高木真理, 遠藤恵美子（2013）.「がん患者・家族の生活習慣立て直し対話の会」看護支援モデルの開発, 第17回日本統合医療学会プログラム・抄録集.
・高木真理, 遠藤恵美子, 今泉郷子, 諸田直実（2014）. がん患者・家族の生活習慣立て直し支援モデルの作成・普及をめざして, 第18回日本統合医療学会プログラム・抄録集
・三次真理, 遠藤恵美子（2017）. 生活習慣を立て直し主体的に生きるがん患者の体験の意味, 第21回日本統合医療学会プログラム・抄録集.
【シンポジウム】
・企画・運営：NPO法人ニューマン理論・研究・実践研究会（2018）. 全体論のパラダイムに準拠する「疾患／非疾患を合一化した健康・ケアリング パートナーシップ」理論に基づき人々の生活習慣の見直しを支援する実践事例の紹介. 第22回日本統合医療学会プログラム・抄録集.
　発表：①三次真理「本理論の概要とこの理論の下でのがん疾患・生活習慣病の考え方」②諸田直実「グループで取り組む生活習慣の見直し支援のプログラム作成上の工夫と実例」③遠藤恵美子「がんサバイバーと家族らとサポーターの取り組み」④飯尾友華子「がん看護に携わる看護師および訪問看護師らとサポーターの取り組み」⑤今泉郷子「がん看護を学ぶ看護学生らとサポーターの取り組み」⑥倉持亜希「生活習慣の見直し支援活動に参加したがん看護を学ぶ大学院生の気づきと変化」

★45　フォーカス・グループ・インタビュー　6～12名程度の調査対象者を1か所に招き、座談会形式で、特定のテーマについて話し合う調査手法をいう。調査者は司会役を務めて、テーマについて感想やその理由について直接に生の声を聞き取るデータ収集法である。これは、ニューマン理論に基づく対話とは異なる。

っきりわかったから、心のもち方を変えて、生活習慣を変えて、自分で治すしかないと合点がいった。」

「なぜ自分ががんに罹ったのかと恨めしく思っていたが、がんは生活習慣病という考えをもとに自分を見直してみたら、思いあたることがいろいろ見えてきた。がんは特別な病ではなく、付き合い方次第でうまくコントロールできると思う。病気に支配された私ではなく、生命力に導かれた自分で生きたい。」

「習ったことをそのまま生活に取り入れようとしても続かなかった。自分がどう生きたいかをはっきりさせることが大事だ。知識や方法がたくさんあっても満足して生きられるわけではない。手伝ってくれる人は誰もいない、自分が自分のために取り組むのだ。」

「病気のためにすごく絶望的になっていたある先輩の話であるが、私が'対話の会'に出て前向きな気持ちになっていたら、その先輩が私に頻繁に電話をかけるようになって、それでマイナスの気持ちを断ち、自分の問題として受けとめることができるようになったということである。心のもち方が先輩にも伝播したのである。」

2)「医療におまかせ」ではなく、自らの意思と意志で自分の人生を
　　ひらいていく

「以前は、医者まかせ、薬まかせで、ただただ死ぬことが怖くて毎日怯えていた。毎日の生活が自分の人生を作っていることに気づいた時、いつか死ぬならこう生きたいという気持ちが生まれた。」

「生活に目的意識をもつと、あれがいい、これが効くという話を聞いても流されなくなった。自分の健康は自分で守り、責任をもつ。医療者の意見はあくまでも参考だ。」

3) からだの声を聴き、自分に適した生活のあり方を見いだす努力を
　　するなかで、知識が自分のものとして消化され、生活の知恵が生
　　まれる

「自分のからだは、自分がいちばんよく知っている。おいしい旬のもの
でも自分には硬くてうまく消化できないものもある。若い頃よりも運動
量が減っている今は、腹6分がちょうどいい。習ったことを、自分の年
齢や体格や生活の仕方に合わせて自分流にしていくと、ちょうどよい塩
梅が見つかる。」

「大腸を切除しているからこそ、からだが教えてくれることが多々ある。
努力することは好きではないが、自分のからだが教えてくれることには
従おうと思っている。からだはみな違うんだから自分で試してみること
であり、自分なりの試し方がある。」

「食べる時間や量によってもからだの反応は全然違う。からだのサイン
を見落とさないようにして、どんな方法が自分にいちばん合うか考えて、
実験しながら楽しんでいる。」

4）価値観の転換──がんを排除することに意識を向けていた自分を認識して、自分の人生にがん体験を取りこみ、がんと「ともに生きる」ことに意味を見いだす

「抗がん剤を一生服用する必要があると言われてから数年間、絶対に負
けるものかと、闘いモードで生きてきた。気持ちを張り詰めておかない
と立っていられず、どうしようもなくなって'対話の会'に参加した。
私は、がんを取り除くことに必死になっていたんだと気づいた。共生す
ることを覚えたら何と楽になったことか。がんは私の一部です。」

「がんを治してもらおうという心のもち方でいたときは、絶対に治ると
信じて治療に通った。しかし、隣の患者さんが亡くなった時、初めて自
分の死に直面した。苦しんだ末、生きることも死ぬことも自然の一部、
治らなくても、治ってもどちらでもよいと思えるようになった。苦しむ
ほど、がんとの共生力がついてくる。共生には、やはり知識や手引きが
必要だと思う。あの会に参加してから、なんだかどんどん強くなってき
たみたいだ。」

　参加者の特色はフィールドごとにそれぞれであったが、全体論にもとづくがんの新しいとらえ方を理解し、受け入れ、より自分らしく生きたいという"願い"に向かって、それぞれが自助努力を展開していた。そして、その努力は自分らしく生きる信念なり、自分に合った生活習慣として取り入れていたのであった。そうした事実は、筆者らの予想をはるかに超えるものであった。

　　＊3つのフィールドでのMARは、平成21-23年度文部科学省科学研究費の補助を受けて実施
　　　したものである。

"がん患者・家族の生活習慣立て直し支援"を臨床看護実践に浸透させよう！

　日々の生活習慣が健康の土台であることは明らかである。そして、生活習慣は個人だけのものではなく、家族や地域社会と切り離して考えることはできない。さらに、がんの多くは"生活習慣病"であるとも言われているのである。にもかかわらず、病院で働く臨床看護師らの多くは、がん治療や症状に関する看護に多くのエネルギーを注がなければならないためか、患者の生活習慣に向けられる関心は希薄なように思われる。しかし、生活の支援者である看護師は、患者自らがより好ましい生活に向かうことへの支援として、その人の生き方とも密接に関係する生活習慣に目を向ける必要があると考えるのである。

　生活習慣は、食事、排泄、運動、休息などが相互に影響し合って形成され、そこには、その人の生き方、考え方が反映する。したがって、生活習慣に関わる支援は、がんの原因を特定して除去すればいいというような因果論を基盤とした「生活指導」ではうまくいかないことが多い。すべてを切り離すことのない全体論的な見方のもとで、その人の生活習慣を理解し、その人の内部にある能動的な力を信じたかかわりが求められるのである。

　筆者らがめざす"がん患者・家族の生活習慣立て直し支援"は、"対話"を中核としたかかわりであり、患者本人と家族が、自らの生活習慣と、そこに映しだされる自己のパターンを認識し、そのパターンが映しだしている意味から洞察を得て、新しい生活習慣を創りだしていくことへの支援である。

　そのような支援を看護に浸透させたいと願った。それには、それを実践できる看護師を育成する必要があるとの考えから、看護師に向けた学習プログラムの開発を目的とする MAR の構想へと進んだ。指導といえば、これまで医学モデルのもとでの知識提供型の指導を行なっていた看護師の考え方を、看護モデルでのそれに変えていくための学習と、その実際を体験的に学び、自身のケアパターンを変えていくことのできるプログラムをめざしたのであった。

　今回の MAR の特徴は、2 段階で構想されたことである。すなわち、

　第 1 段階──支援の導入を希望する施設のリーダー看護師と看護教員がパートナーシップを組み、第 4 章で紹介した「生活習慣立て直し対話の会」のプログラムを体験する。

　第 2 段階──リーダー看護師が、自施設の臨床看護師とパートナーシップを組み、自分たちの"願い"が盛り込まれた"がん患者・家族の生活習慣立て直しを支援する看護師の学習プログラム"の作成をめざす。

というものであった。教員グループは、その全プロセスに看護師らのパートナーとして支援的に関与する役割を引き受ける。本 MAR 推進の中核となる合同会議（後述）は、第 1 段階では毎月、第 2 段階では 3 か月に 1 回開催する予定で計 14 回が計画された（表5-1）。

表5-1　合同会議（計14回）の計画

第1段階	第1〜2回（毎月） 本MARの全体像と基盤となる知識の学習・対話 （ニューマン理論、MAR、がんと生活習慣の考え方） 第3〜4回（毎月） がん患者・家族の生活習慣立て直し対話の会の体験 第5〜6回（毎月） 各施設の"願い"とプログラム案の検討 第2段階MARスタートの準備 （施設内での交渉・調整、参加者選定、学習会）
第2段階	第7〜13回（3か月に1回） 各施設でのMARの進捗を共有、課題や工夫点をシェアし、自施設の取り組みに活かす
まとめ	第14回 各施設の要点を共有、共通するプログラムの要素を検討

　本MARは、次ページの図5-1に示したように5つの局面を経ながら拡張した。MAR終了後も、参加した3施設ではそれぞれに看護師らの学習会が開かれ、拡張を続けている。以下、進化のプロセスを局面ごとに説明していくが、これらの局面は明確に区切られるようなものではない。巻貝が先端の部分からせん形に殻を成長させていくように、以前の局面を順次巻き込みながら、それぞれのグループに特有のリズムをもって進んでいったのであるということを、あらかじめおことわりしておく。

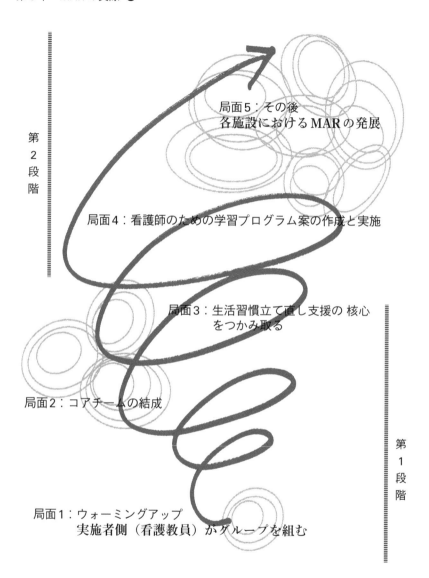

第
2
段
階

局面 5：その後
　　　各施設における MAR の発展

局面 4：看護師のための学習プログラム案の作成と実施

局面 3：生活習慣立て直し支援の 核心
　　　をつかみ取る

局面 2：コアチームの結成

第
1
段
階

局面 1：ウォーミングアップ
　　　実施者側（看護教員）がグループを組む

図5-1　"がん患者・家族の生活習慣立て直し支援" をめざす
3施設の看護師らとのMARのプロセス

第1段階

本MARの導入を希望する複数施設のリーダー看護師と看護教員がパートナーシップを組み、「生活習慣立て直し対話の会」のプログラムを体験する。

《局面1：ウォーミングアップ──実施者側（看護教員）がグループを組む》

趣旨の確認と、看護師の参加者を得るための基礎づくり

実施者グループは、筆者ら2名とがん看護を専門とする教員2名の4名で構成された。既に3年間の文科省の研究費を得ていたので、その内容を再度全員で確認し合った。次に、本MARの参加者側の医療施設の選定基準について話し合った。基準は以下のように決めた。

①　本MARの趣旨を理解し継続して参加が可能である。

②　施設内に生活習慣立て直し支援を導入し、広がる可能性がある。

③　組織育成への関心が高く、MARの実施に向けた調整などを自律的に進められる。

④　新しい取り組みを推進する主力となるリーダー看護師を選定できる。

すでに実際❸（☞第4章）で協力を得ているがん看護専門看護師とエキスパート看護師がいる病院がまず浮かんだので、その3つの施設に声をかけることにした。3施設の代表者は全員この勧誘を歓迎し、自らもリーダー看護師として参画することを希望した。そこで、本MARの趣旨を説明したうえで、さらに次のことを加えた。

①　3年間にわたるものである。

②　2年目からは自施設での活動に移り、臨床看護師とパートナーを組み、MAR として "生活習慣立て直しを支援する看護師の学習プログラム" の開発をめざす。

③　各施設のリーダー看護師が2～3名となるように、よき協働者を選出し、1～3か月ごとに開催される合同会議に、ともに参加する。

また、2年目からは研究費の配分も関わってくることを伝え、施設上司の承認が必要かどうかの確認は本人が行なうよう依頼した。実施者は、必要があれば説明に出向くし、求められれば書類も作成する旨を伝えた。その後、協働者の選出や、研究参加に関する施設との調整は当事者にすべて任せて、問題なく進んだ。

《局面2：コアチームの結成》

趣旨を共有し、リーダー看護師と看護教員のパートナーシップを成立させる

第1回の合同会議には、3つの施設のリーダー看護師と看護教員が集まり、あらためて MAR の趣旨を共有し、質問に答え、研究参加の意思を確認した。

第1段階の MAR チームは、教員グループ4名と、リーダー看護師グループ7名（第1フィールド2名、第2フィールド3名、第3フィールド2名）の合計11名で成立した。

初めて顔を合わせた私たちは、このメンバー全体をコアチームと名付け、これからの3年間の合同会議の予定（☞表5-1）を確認した。

本 MAR が多人数による長丁場であるため、パートナーシップを承認し合うには、あらためて本 MAR の全体像をつかんでもらうことが必要であろうと考えた。第1～2回の合同会議は、そのための学習と

対話にあてられた。その結果、納得と承認が得られ、コアチームのパートナーシップが成立したのであった。

1）MARの全体像と、その基盤となるニューマン理論の説明

　最初は、本MAR計画の全体像の説明から始まった。「がん患者・家族の生活習慣立て直しを支援する看護師の学習プログラムを作成する」という趣旨に続けて、MARの前提となっている考え方、すなわち全体論のパラダイムに準拠するニューマン理論の概要が説かれ、核となる精神として以下の3点が強調された。

① 仲間同士の対話をとおして（すなわち、自分が語るとともに他者の話を聴き）、自分のパターンを認識して、そこに映しだされた意味をつかみ、そこから洞察を得て、新たな行為に向かうことを支援し合う。
② 自分たちの "願い" を明確にして、それに向かって進む。
③ 参加者と実施者のパートナーシップによる進化のプロセスを重視する。

　ニューマン理論については、初めて学習する参加者もいるので丁寧に説明した。要点はパワーポイントを使って解説した。全体論とは？から入り、ニューマン理論の核心にふれた後で、「ニューマン理論の視点から、がんと生活習慣をどのようにとらえるか」へと進んだ。参加者（リーダー看護師ら）は強い関心を示し、以下のような言葉が聞かれた。

　「これまで、がんが発症してからのことしか見ていませんでしたが、人が誕生してさまざまな環境で育ち、それぞれの生活習慣があり、その延長でがんが形となって現われるのですね。」
　「看護であるならば、その人のこれまでの生活習慣や人生そのものをと

らえた視点をもたなければなりませんね。」

「がんを治癒するためというより、がんとともに歩くために、自分の生活習慣を見直そうという意味なのか！と、目の前が開けた感じです。」

「患者さんが自分で拡張していくという考え方に、涙が出そうになりました。がん患者さんの気持ちに共感するだけでなく、その先の看護があるのか！と。」

実施者（看護教員）は、参加者らの様子に安堵した。さらに質問を受けた上で、参加者と実施者のパートナーシップによって進めていくことを承認し合った。

2）約束事の説明

これから長期にわたるプロセスであり、しかも合同会議を超えて拡張することも視野に入れているので、各施設の特徴が多様に反映してくるであろう。また文科省の科研費を配分するのは、実施者にとっても初めてのことなので、下記の内容を伝え、約束事として確認した。

① 研究費を、各施設での活動資金として参加者に配分する。したがって、参加者側にも、目的に則って研究を進め、データを実施者側に提出する義務が生じる。収集したデータは、本研究の目的の範囲内であれば各施設で自由に活用可能である。

② 毎回の対話は承諾を得た上で録音し、逐語録に起こしてデータとする。毎回の会議の終わりには、参加者は会議での気づきや学びを専用の記録ノート（「ジャーナル、journal」と呼ぶ）に書く。

③ 対話の逐語録とジャーナルは、対話のプロセスにおける進化のありようを振り返るために、実施者側が整理し、次回合同会議のはじまりに実施者と参加者双方（すなわち11名のコアチーム内メンバー全員）にフィードバックし、そこから新しい対話を始める。

3）前回の内容のフィードバックと対話

　第2回の合同会議では、まず実施者側が第1回の対話の録音の逐語録の要約とジャーナルの要約をコアチーム内にフィードバック★46し、前回の会議の後で気づいたことについて語り合った。その後で、前回に引き続きニューマン理論について、また、がんと生活習慣について学びを深めた。参加者はそれぞれ、治療中心の医学モデルのもとで仕事をしてきた自分に気づき、看護モデルのもとで「がんの発症は生活習慣を見直すチャンスである」という新しい見方を得ていった。また、働く施設も立場も異なる参加者間の対話では大いに刺激を与え合い、やがては自施設のリーダーとなっていくことへの意識を高めたようである。そして「患者の内部には大きく変容を遂げる力が秘められていることを信じた支援の取り組みを、自施設にも広げたい」という期待をふくらませた。

　「これまで、治療や症状など、目に見える問題の解決に集中してきたことがよくわかりました。食事などの生活習慣ではがんが治ることはないという思いから、かかわるのを避けてきましたが、まずは自分の考えを変えなければいけない！がんを治すことが目的じゃない。がんの発症をチャンスに患者さんが生活習慣を見直し、がんとともに生きる力を支援することも看護師の重要な役割だということを、スタッフと共有したいです。」
　「生活習慣についての対話は、あくまでもきっかけであって、患者さん自身が病気体験を含めた自分の人生を見直す機会になり、自分で癒えていく力を取りもどしていくところに、看護師はどうかかわれるかなのだ

★46　**前回のフィードバック**　この方法は、前回の内容を正確に思い出し、さらに自分たちがどのように進化してきているか、そして今MARのプロセスのどこにいるのかを確認する上で大いに役立つ方法として、ニューマン理論に基づくMARでは常に採用されてきた方法である

と思いました。いろいろな考え方をもっているスタッフと、この考え方をどのように共有できるかにかかっているな！と思います。生半可な気持ちではやれないぞという気持ちです。」

「生活習慣の立て直しは、患者さんも看護師も成長する糸口になりますね。両者で成長していけるようなかかわりをもちたいです。自施設でも、理論や考え方を共有して一緒に成長できるパートナーがほしい。これからどんなプログラムができるか楽しみです。看護の仕事ってすばらしいですね！」

　合同会議は、毎回昼食をはさみ、約4時間をかけた。内容が濃いものであっただけに、メンバーには疲労も見られたが、「また、次回考えましょう。地球は回っているし、次回もある。いずれにせよ人生は拡張していくプロセスだから、Don't worry!」としめくくって、笑いと満足感をもって閉会した。

《局面3：生活習慣立て直し支援の核心をつかみ取る》

リーダー看護師らは「がん患者・家族の生活習慣立て直し対話の会」の体験をとおして、パターン認識とその後の変化を体得する

　第3回と第4回の合同会議で開示した局面である。ここが、本MARを継続、発展させていくための土台となった。

1）「がん患者・家族の生活習慣立て直し対話の会」を実体験する

　生活習慣立て直し支援の核心、すなわち「自分の生活習慣を語り、他者の語りを聴く対話をとおして、今の生活習慣を作っている自己のパターンを認識し、そのパターンが映しだしている意味をつかみ、そこから洞察を得て、新しい生活習慣に向けて一歩を踏みだす」とはどのようなことかを、自分の体験をとおしてしっかり理解しておくこと

が成功の鍵と考えた。そこで、実際❸で実施した「生活習慣立て直し対話の会」の全プログラム（☞84ページ、図4-3）を体験する機会を設けた。

第3回では、食事、運動、保温習慣について、第4回では、心の持ち方と人間関係について、学習と実体験をふまえたグループ内対話を実施した。各項目の知識は、「日本人のためのがん予防法」★47に載っている基本的な内容をもとに紹介するとともに、必ず実体験を取り入れた。たとえば、推奨されている1日350gの野菜を自分で盛り付けて試食をした。また、それぞれにマットレスを配って、簡単なヨガや2人組んでのストレッチを行なった。全員が食事や運動を楽しみ、「身体がほしがっているものがわかった」「手をあててもらうとこんなにあったかいのか！」など、日頃意識することのなかった、からだの声を聴く体験の機会となった。

2）自己のパターンを認識する

もっとも重要な意味をもつのは、その後のコアチームでのグループ内対話であった。知識学習や実体験をとおして自分の生活習慣に目を向け、そこにはどのような自分のパターンが映しだされているのかを語り合う。この"パターン認識"がMARの真髄である。自己の生活習慣を語り、他者の話を聴き、自己のパターンを認識することに焦点をあてて対話を促した。

参加した看護師らの生活習慣のパターンは、"頑張ってしまう"点で共通しているように見受けられたが、そのパターン認識から洞察を

★47 日本人のためのがん予防法　国立がん研究センターをはじめとする研究グループが提案する、科学的根拠にもとづいたがん予防法。日本人のがんの予防には、「禁煙」「節酒」「食生活」「身体活動（運動）」「適正体重の維持」「感染」の6つが重要であるとされ、それぞれの目標が提示されている（2017年8月改訂版、国立がん研究センターウェブサイト https://ganjoho.jp/public/pre_scr/cause_prevention/evidence_based.html 参照）。

得て、どのように一歩を踏みだすかは、その人の選択にかかってくる。自分のパターンを認識した後、そのパターンにどのような意味を見いだし、どんなふうに踏みだしているかをみてみようということになった。以下は、1 か月後（第 4 回合同会議）に聞かれた発言である。

> 「先日 2 人の子どもが立て続けに病気になって、私のパターンが家族へも影響したということがよくわかりました。私が忙しく、頑張って、緊張していて、だから子どもも緊張していて。子どもにその影響が出たのだなと思いました。本当にパターンは波及することが、よくわかりました。」

> 「私たち家族みんなが一緒にインフルエンザにかかって、同時多発でして。でも、夫はそんな状態でも休むようにというタイプではないし、私も休むことなど考えないタイプですから、家族が同じパターンでして。フラフラでも結局頑張ってしまう。実家にも迷惑をかけたくないし、素直になれないというところが自分のパターンだと思いました。」

> 「横になってみると、こんなにゆっくりすることが最近なかったなーと感じました。きっと、気づかないうちに自分に負荷をかけているのだと思います。'自分のからだが何を言っているのか'を聴かないようにして、私はストレスを感じないフリをしているように思います。」

3）自己の生活習慣のパターン認識から、新たなパターンに変化していく体験

　第 3 ～ 4 回の合同会議での体験は、その 1 か月後の第 5 回合同会議の冒頭でフィードバックされて対話につながった。コアチームのメンバーそれぞれがパターン認識後の変化を語り、それを認め合い、お互いの進化をよろこび合った。また、パターンは固定化されたものではなく、変わっていくことを理解した。重要なことは「自分のパターンが示す意味を理解する」ことであり、それによって「自分が向かうべ

き方向に洞察が生まれる」ことである。そのようにして意識が拡張し、進化するということをつかみ取ったのである。

　さらに重要なことは、自己の生活習慣について互いに語り、聴き、対話するというプロセスを体験することが、患者や家族とのかかわりにおける自己のケアパターンを認識することにつながったことであった。「疾患や症状に目を向けた問題解決のケアに集中していた」というこれまでのケアパターンを認識した参加者は、「患者、家族との会話の中に、以前は気にとめることのなかったが、彼らの生活習慣に関する多くの情報が発信されていることがわかるようになった」と語った。そして「患者や家族の生活習慣が見えるようになり、意識的に関心を寄せるようになった」自己の変化をよろこんだ。以下も参加者の発言である。

　「下の子がインスタントのラーメンばかり食べるので、ちゃんとご飯を食べて、よく噛むように玄米を混ぜはじめました。それだけを変えるつもりだったのですが、玄米を食べはじめたら、コンビニのおかずが塩辛く感じるようになりました。娘も‘おいしい’と食べるようになり、便秘も解消、家族で生活全体を見直してみようという認識に変わって。帰る時間も少し早くなって。そしたら、今までは帰って寝るだけでしたが、帰ってからも少し生活ができるようになりました。ほんの少し変えただけで、他のことも変わっていくのだなあと実感しました。」

　「‘治療の前にウナギを食べると白血球が上がる気がして、それが自分によい影響を与えていると思う’と言う患者さんがいるのです。以前はそんなことあるわけないと思って‘そうかもしれませんね’と心ない言葉を返していたのですが、医学モデルで効果に注目している自分のパターンを認識して、見方を変えてみたら、患者さんなりに治療に参加しようとしている姿勢の表われであることに気づけました。効果云々ではなく、その姿勢を大切にしたいなあと思うようになって。そんなふうに自分が変わってきていることを感じます。」

4）生活習慣立て直しを支援する看護師の学習プログラムの ビジョンを語り合う

　次の第 6 回の合同会議では、第 3 〜 4 回での「生活習慣立て直し対話の会」のプログラムの体験をふまえて、各施設で実施可能な "看護師育成のための学習プログラム案" の作成を進めた。プログラム作成のビジョンや、はずせないポイントを語り合うなかで、次のような意見に全員が賛同した。

　　「ニューマン理論にもとづくケアは、自分で体験してみないとわからなかった。体験しないと、各施設で臨床看護師に広げていく時に、ただ知識だけを渡すことになる。それでは意味がない。自分の生活習慣をとおして自分のパターンがわかることで、そこからどんなふうにしていけばいいのかということを自分で考え、変わっていく。自分のパターンは変わっていくんだっていうことを体験できるプログラムにしたい。」

　それを契機に次々と発言があり、絶対にはずせないのは "対話" であるということで、その "意味" が 1 つにまとまった。

　　「自己をオープンにして、'自己のセンターに立つ' ことがパートナーシップのポイント。自己洞察はむずかしいと感じていたが、みんなの話を聴くなかで、自分自身についての気づきがたくさんあった、これが対話なんだ。これをはずしちゃいけない。」

　こうして、第 2 段階の各施設の臨床看護師らとの MAR でも、コアチームで体験した「生活習慣立て直し対話の会」をベースにすることが決まったのであった。参加者ら自身が、それをとおして生活習慣立て直し支援の真髄をつかむことができたからである。

各施設において、リーダー看護師と臨床看護師とがパートナーシップを組んで展開する

　3施設のリーダー看護師と教員によるパートナーシップの枠を超えて、いよいよ3つの施設で、その施設の特徴に合った看護師の学習プログラムをそれぞれ創案して、実施に入ることになる。

　本MARの進化のプロセス全体において、大きな変容を遂げる時期であるが、施設ごとに、強調点やリズムにバリエーションが現われてくる時期でもある。実施者側（看護教員）は、それぞれが求める支援に応えるかたちで、パートナーとしての役割を果たした。

《局面4：看護師のための学習プログラム案の作成と実施》

看護師も患者・家族と同じ生活者として生活習慣立て直しを体験する。そして、対話をとおして「認識の変化は行動を変える」ことのよろこびを共有する

　MARにおいて重要なことは、主観的な"願い"を掲げることである。各施設のリーダー看護師である参加者は、自施設の特徴や看護が応えるべきニードと照合し、また、スタッフや上司とも相談して自分たちの"願い"を明確化した。

　プログラム案は、コアチームで既に体験してきた「がん患者・家族の生活習慣立て直し対話の会」のプロセスにもとづき、①がんのとらえ方を変えた生活習慣立て直しの支援　②食習慣　③運動・保温習慣　④心のもち方と人間関係　⑤生活習慣立て直し支援の実現に向けた対話、の5回のプログラムを基本とし、各回を講義と体験学習と対話で構成するのは同じであるが、その他は各施設の特徴や"願い"

に合わせて自由に修正を加えて、独自のプログラムを準備した。

　各施設での MAR のスタートを前にしたコアチームの参加者メンバーは、楽しみ半分、不安が半分といった様子であったが、3つの施設で同じように頑張っている仲間がいると思えば力がわくと言って励まし合った。実施者グループの看護教員は、3施設の MAR に参加してサポートすることを約束した。ここまで、ほぼ毎月のペースで進めてきた合同会議は、この先は3か月に1度のペースとし、各施設の進捗状況の共有をはかりつつ進めることとした。6回目の合同会議を終えた別れ際、参加者メンバーは、まるで巣立ちの時のように手を振り合ったのであった。

　実施者グループ（看護教員4名）は、各施設でリーダー看護師が中心となって MAR を展開できるようになるまでの準備段階では相談に応じ、資料づくりを手伝った。また、それぞれが参加できるフィールドの学習会にできるだけ継続的に参加して支援した。対話にも加わってコメントすることもあった。

　以下に、各施設（以下、「フィールド」と呼ぶ）のプログラムの特徴と MAR の実際を紹介する。

1）第1フィールドのプログラムの特徴と MAR の実際

　第1フィールドは、都市近郊の大学病院の外来看護部門であった。大所帯であるため、部署ごとに看護実践のモデルとなるような人材が配置されており、看護の質を高め合おうとする風土があった。

　ここでの MAR における**実施者**は、第1段階の MAR の参加者であったリーダー看護師2人（専門看護師と主任）である。2人とも外来看護のモデルとなるべき役割をもっていた。慌ただしい外来業務に追われて看護を見いだせずに苦しむスタッフ看護師を気にかけ、モチベーションが失われないよう、外来看護の意味を見いだせる機会を模索していた2人は、"もっとも生活に密着している外来に、生活習慣立て直し支援を浸透させて、外来看護の質を向上させよう！"という願い

を掲げた。新しい支援が外来全体に波及していくように、外来各部署で影響力のあるリーダークラスの看護師に声をかけたところ、11名の参加者が集まった。それに第1段階の実施者であった看護教員が加わり、MARチームが結成された。

第1フィールドの特徴は、学習プログラムを開始する前に、本MARを外来看護師全員に知ってもらうための「勉強会」を大々的に開催したことである。この開催について、実施者の2人は、外来の看護管理者に早くから相談していた。MARの取り組みをあらかじめフィールド全体に周知しておこうと考えたのは、学習プログラムの参加者11名が、学んだことを他の看護師らに伝える時に、少しでも受け入れやすく、日々の実践に取り込みやすい環境を作っておきたかったからである。さらに、参加者の拡大につながればなおよい。

この会では、筆者ら（第1段階の実施者、看護教員）が、求めに応じてニューマン理論やMARについて説明し、第2段階の実施者となった2人が、第1段階のコアチームで体験したことと自身の進化についてプレゼンテーションした。その日は、管理者からスタッフまで数十名もの外来看護師の参加があり、同僚でもある2人がMARをとおして成長した姿にみんなが感動した。こうして外来全体から大きな関心が注がれる中での出発となった。

その後、病院の移転の時期と重なり、学習プログラムの開始が遅れたものの、11名の参加者の関心は風化することなく進めることができた。対話は、実施者を中心にまとまり、看護の質を高め合おうとする風土によくマッチし、ふだん慌ただしい外来で十分に看護を語り合う機会のない参加者は、この対話の機会をとてもよろこんだ。

学習プログラムは毎月1回（計5回）、平日の勤務後、院内の会議室に集まり、約1時間半を使って開催した。忙しくて遅れることはあっても、休むメンバーはほとんどなかった。

当初、「忙しくて患者との面談の時間がない、もっと話したい」「外来で本当に看護ができているのだろうか？」「私も看護がしたい、成

長したい」という思いをもっていた参加者らは、対話を通して、"疾患や病態に注目し情報収集のために形式的に会話する自分"や"がん治療を継続させなければという思いに囚われ、指導的な立場でかかわる自分"のパターンを認識した。その後は、「治療を拒否する患者に何とか治療を勧めなければと思っていたが、なぜそう思うのか？を問いかけ、その人がありたい生活を理解するために対話するようになった」「患者の辛さだけでなく、その人の持つ力に目を向けられるようになった。生活の中でどのような工夫をしているのかを聴くようになった」などの声がきかれるようになり、外来は"生活習慣について対話するのにもってこいの場"であることに気づいたのであった。

　看護師らは「治療によって患者を治すのは医師。看護は患者が主体的に生活を調整できるようなかかわりをもつことが大切！」と意識して患者とかかわるようになった。そして、患者の生活習慣という部分からその人全体をつかむことの重要性が認識され、看護師らの間には「その人のもつ力を信じて、ありのままの自分で寄り添うことを大切にしていこう」という、新しい外来看護をめざす気運が生まれた。

　また、生活習慣立て直し支援をとおして外来の各部署内での連携も強化された。たとえば、初診患者が訪れる総合外来で、意図的に今の思いやこれまでの生活を理解する対話を行ない、その後、治療方針に従って化学療法の専門外来へ移ることになると、「治療を受ける土台づくりに向けた患者の生活習慣」について対話し、化学療法の通院治療室の看護師とも協力して、患者が自ら生活習慣立て直しに取り組めるように支援する、といった具合である。看護師同士では、情報交換に加えて"ケア"を語り合うようになり、このような看護師の変化は、主治医からの信頼感が高まることにつながり、医師から看護介入を依頼されることがふえた。

　大病院の外来という大所帯のフィールドならではの特徴もあった。学習プログラム（計5回）を1サイクル終えると、参加者であった看護師が、次のサイクルでは実施者側に加わったことである。当初の実

施者（リーダー看護師と主任）の2人は、新たに加わった実施者が主体的に学習プログラムを展開できるように、後方支援に回った。3年の研究期間内には、学習プログラムを2サイクル実施したが、その後も継続し、繰り返すたびに次世代の実施者を育て、新たな参加者を迎え、学習プログラムが定着している。

　このフィールドでのMARは、"メンバー育成におけるらせん状の拡張" と命名できるであろう。参加者であった看護師が、学習プログラムの実施者になると、俄然目の色が変わるほどコミットしていった様が印象的であった。筆者ら教員は、全体の勉強会での協力要請に応じた以外は、学習プログラムでの対話に参加しながら "水を得た魚" のような看護師の躍動を見守り、看護のよろこびを分かち合った。

　第1フィールドのMARの成果は、学会発表のほか、2つの論文が雑誌に掲載された★48。

★48　第1フィールドの成果発表
【学会発表】
・渡邊千春, 児玉美由紀, 高木真理, 諸田直実, 今泉郷子, 遠藤恵美子（2014）.「がん患者・家族の生活習慣立て直しを支援する看護師の学習—訓練モデル」に参画した看護師の学び, 第28回日本がん看護学会学術集会講演集.
・児玉美由紀, 渡邊千春, 中嶋弘美, 古庄清美, 田辺理恵, 益山奈穂子, 西本梓, 生谷美穂, 柏木静香, 大谷真美, 山城留美子, 森田陽枝, 三次真理, 諸田直実, 遠藤恵美子（2016）. 外来看護におけるがん患者・家族の生活習慣立て直し支援の普及をめざしたCNSの働きかけと波及効果, 第30回日本がん看護学会学術集会講演集.
・渡邊千春, 児玉美由紀, 古庄清美, 田辺理恵, 益山奈穂子, 西本梓, 生谷美穂, 柏木静香, 大谷真美, 山城留美子, 森田陽枝, 三次真理, 諸田直実, 遠藤恵美子（2016）. 外来看護の質向上を目指した「がん患者・家族の生活習慣立て直しを支援する看護師の学習会」に参加した外来看護師の成長, 第30回日本がん看護学会学術集会講演集.
【論文掲載】
・渡邊千春, 児玉美由紀（2013）. マーガレット・ニューマンによるニューマン・プラクシス方法論：がん患者・家族の生活習慣立て直しを支援する看護師の学習会に参加することでの学び, 看護実践の科学, 38(10), 44-49.
・児玉美由紀, 三次真理, 千崎美登子（2019）. Newman理論に導かれた取り組みを通して開示した看護チームの成長：がん患者・家族の生活習慣立て直しを支援する外来看護師の学習会をとおして, がん看護, 24(4), 399-402.

2）第2フィールドのプログラムの特徴とMARの実際

　第2フィールドは、都心から離れた地域にある公立総合病院であった。第1段階のMARには、看護部長と2人のリーダー看護師（専門看護師とエキスパート看護師）の3人が参加していた。3人には、地域のがん診療連携拠点病院としての役割をより強力に果たしていきたいという思いがあった。

　3人は、"病院全体のがん看護実践に生活習慣立て直し支援を導入し、がん看護の質を底上げしたい！"という願いを掲げた。まずは看護師全体にMARと学習プログラムについての情報を流し、希望する看護師に、院内をフィールドとするMARへの参加を申し込んでもらうという方法をとった。

　この施設は古い歴史をもち、地域に根差した病院であるので、看護師も当地域に居住し勤続年数が長い人が多い。そのことは、組織的には安定しているが、新しいケアを取り入れるにはじっくり構える必要があるということを意味する。変えようとすると看護師の意識改革に関わることから始めなければならないのである。この点をふまえて、本MARの実施者となった3人は、まず関心をもって主体的に参加を希望するメンバーを募ることにした。そこから全体に波及していくことを期待したのである。その結果、11名の参加者が得られた。

　第1フィールドと同様に、初回のみ、筆者ら教員グループが講義を担当した。参加者の所属部署は病棟から外来までまちまちで、経験年数も数年から数十年までのバリエーション豊かなメンバーで構成された。この施設の、枠にとらわれない語り合いの中で発見や変化を楽しむ風土がうかがえる。学習プログラムは、ゆっくり時間をかけることのできる土曜日に設定し、毎月1回（計5回）、3時間を使って進められることになった。

　3時間あることで、体験学習と対話に十分な時間をとることができた。参加者がそれぞれ近隣で採れたての野菜を購入してきて、色とり

どりの野菜プレートを準備して試食をしたり、講堂を広く使って運動をしたりした。対話も、時には脱線しながら全員が十分に語れる時間があって、楽しむことができた。都合により遅れてくる人や欠席する人もいたが、自由に出入りできる雰囲気であったため、無理なく参加を継続できる様子であった。会場は看護部の隣の会議室であった。看護部長が野菜を洗ってジュースを絞る姿を見て、副院長の医師が応援に来てくれたこともあった。オープンで笑顔の絶えない会であった。

　対話を繰り返すなかで、参加者らの発言には、"がん患者と生活習慣に関心を向けていなかった自分""治療や症状のケアで忙しいことを理由に、患者との関係に一歩踏みだす勇気がなかった自分"というパターン認識が表われた。そして、「まず、患者のことを知りたいと、関心を寄せることが大切なんだ」「患者の気持ちや行動を変えようとするのではなく、自分自身の気持ちや行動を変えていく必要があるんだ」という気づきにつながった。さらに、「体温を気にして何度も測る患者がいた。自分はそんなことには無頓着だったが、これからは、そこを糸口にして対話をしたいと思う」「今までは患者が話をしないなら"そっと"しておこうと思っていたが、一歩踏み込んで患者を知りたいと感じるように変わってきた」と、患者へ関心を注ぐということに向かって、認識が変化していった。

　学習プログラム（計5回）を1サイクル終えた後、実施者の3人は、参加者の中でもっとも積極的で影響力の強い看護師長1人を実施者メンバーに引き込んだ。このことによって、精力的に次のサイクルの計画が進み、推進力が強化された。

　次の学習プログラムでは、初回の参加者の一部が再び参加し、自身の体験を紹介するなどして、新しい参加者の関心を刺激した。

　3年の研究期間内で学習プログラム（計5回）を2サイクル完了し、その後は、参加者の募集を院外にも拡大し、地域の訪問看護師も参加者として迎え入れた。生活の場でケアする訪問看護師は、生活習慣立て直し支援に大きな関心を示し、即座に"問題探しをしている自分"、

"利用者にレッテルを貼っていた自分" のパターンを認識し、利用者のできていないことへの指摘より、生活全体に関心を寄せ、その人自身が生活をデザインすることを支援するように、かかわりが変わっていった。このような姿に院内の看護師も刺激を受け、院内外での相互交流が深まる場となったことは言うまでもない。

　本MARの特徴を一言で表わせば、"境界のない拡張" である。

　実施者側と参加者側のパートナーシップは常に良好であり、準備はわいわい言いながら全員で一緒に楽しみながら行ない、参加者も多彩に広がっていき、地域の中核病院というフィールドの特徴がよく活かされた運営であった。あえて難を言えば、焦点が絞られて参加者全員の "願い" としてまとまるまでに時間がかかっている。

　その成果発表は、学会のほか雑誌掲載論文にまとめられた★49。

3) 第3フィールドのプログラムの特徴とMARの実際

　第3のフィールドは、都市部で急性期医療を担う公的医療機関であった。第1段階のMARに参加したリーダー看護師2名（専門看護師と

★49　第2フィールドの成果発表
【学会発表】
・飯尾友華, 師岡陽子, 加藤麻樹子, 大西潤子, 三次真理, 遠藤恵美子（2015）. がん患者・家族の生活習慣立て直し支援をめざす看護師と看護教員のアクションリサーチ：A病院看護師の認識と行動の変化, 第29回日本がん看護学会学術集会講演集.
・飯尾友華子, 高橋嘉奈子, 大西潤子, 三次真理, 今泉郷子, 遠藤恵美子（2016）. がん患者・家族の生活習慣立て直し支援をめざす看護師と教員のアクションリサーチ：A病院看護師の学習　訓練プログラムの開発, 第30回日本がん看護学会学術集会講演集.
・飯尾友華子, 木崎睦子, 柚木祐子, 竹田綾子, 梅林三枝子, 高橋嘉奈子, 大西潤子, 三次真理, 遠藤恵美子（2017）. がん患者・家族の生活習慣立て直しを支援するA病院看護師の学習会に参加した訪問看護師の学びや意識の変化, 第31回日本がん看護学会学術集会講演集.
【論文掲載】
・飯尾友華子, 高橋嘉奈子, 大西潤子, 三次真理（2018）. ニューマン理論に導かれ、地域で一貫した看護をめざして：がん患者・家族の生活習慣の立て直しを支援する看護師の学習会の発展, 看護実践の科学, 43(6), 44-49.

認定看護師）の**実施者**は、ともに院内のがん患者会の企画運営に携わっていた。実際❸（☞第4章）の取り組みの情報を既に得ており、まさに自施設のがん患者・家族が求めている内容であると考え、第1段階のMARに強く参加を希望したのであった。そして、第2段階のMARでは、迷うことなく"がん患者会に生活習慣立て直し支援を取り入れ、がん患者・家族の対話の会を定着させたい！"という願いを掲げた。

　参加者には、院内で行なわれているがん患者会の企画運営に携わる看護師を中心とする看護師有志7名が加わった。

　早くから参加者を決定し、しっかりと準備を整えた状態でスタートできたのは、実施者のすぐれた特性によるところが大きい。実施者は、本MARを開始することを見越して、ニューマン理論と、がんと生活習慣について基本的な理解を共有するために、参加メンバーには学習プログラムの開始前に、資料を添えて課題を示して予習を促していた。それ以前にも、参加予定者をニューマン理論の研究会に送りだし、全体論のパラダイムにふれる機会を作っていた。

　そのような準備期間を設けた背景には、前提となる知識を共有して対話を充実させたいという意図に加えて、参加者には子育て中のメンバーが多いということがあった。毎月1回、平日の勤務後に1時間半を予定していた学習プログラムの開催日に、やむを得ず欠席となったり早退したりするメンバーが出ることを予測していたのである。前提が共有されていれば、対話の途中で抜けることがあったとしても、後に理解を補うことができるであろうと配慮したわけである。参加メンバーは、毎回出される課題によく応えて臨み、集中して新しい視点を学べたことをよろこんだ。

　実施者は、帰宅を急ぐ必要のあるメンバーに声をかけ、「ジャーナル」は自宅で書いて後日受け取ることにするなど、柔軟な対応を心がけていた。全員が気持ちよく参加を継続でき、学びを得られることが何より大切なことであると考えていたのである。

　その甲斐あって、参加者は、初回の対話から自分のパターンに目を
向けた。「業務的なことが中心となり、それを看護であると勘違いし
ていたことに気づいた」と 1 人が言えば、「何かの知識がないと看護
はできないという私のパターンに気づいた」「一方的にハウツーを教
えているだけで、患者の力を引きだしていなかったことに気づいた」
「患者との会話の多くが情報収集を目的としていて、患者が自分の生
活習慣に目を向ける機会を作ってこなかった」と、次々に内省する言
葉が続いた。そこから自己の実践を変えていくために一歩を踏みだす
には勇気が必要であり、時間を要したが、「知識がないと話せないの
ではなく、一緒に考え、一緒に勉強すればいい。患者と一緒に成長す
る私をどんどん広げたい」と行動に移した看護師に刺激を受けて、参
加者の実践に変化が見られるようになった。以下の言葉には、それが
はっきりと表われている。

　　「その人の力を引きだすための対話が必要。一方的に一般的な指導をす
　　るのではなく、患者と一緒に生活を振り返り、どのような生活をしたら
　　よいのかを共に考えるということが大切だと気づいた」
　　「自分は患者が思っていることを引きだし理解するところまでにとどま
　　っていることがわかった。これからは "あなたにとって大切なことは何
　　ですか?" と、患者が自分をみつめ、人生の意味をつくりだすことがで
　　きるようにかかわりたい」

　学習プログラム (計 5 回) を 1 サイクル実施した結果、事前準備を
して参加することで、対話が充実することがわかったため、次のサイ
クルからは、学習プログラムの各回の学びを実践に活かし、次回の学
習につながるような課題を提示するように工夫した。
　プログラムの冒頭で参加者にフィードバックしていた対話の概要と
ジャーナルの内容は、毎回の学習会の前日までに配布することにし
た。それを全員が読み込んで参加することで、すぐに対話が軌道に乗

った。また、会場のホワイトボードには、学習プログラムのビジョン
と対話のポイントが明記されるなど、対話を充実させるための工夫が
随所にみられた。

　このフィールドでも、初回の学習プログラムの参加者が次のプログ
ラムの実施者に加わり、自身がモデルとなって新しい参加者に影響力
を及ぼすことが推進された。研究期間中、2サイクルの学習プログラ
ムを実施した。その後も参加者をふやしながら続けて実施した後、"願
い"として掲げた、がん患者会に「生活習慣立て直し支援」を導入す
る活動にシフトしていった。

　本MARの特徴は何といっても"効率的・効果的な工夫による拡張"
であった。参加者は1人も脱落することなく、全員が楽しんで課題を
こなした。発見や変化を共有しながら進む様子に、筆者らは毎回感動
したものである。成果は日本がん看護学会で発表された[50]。

★50　第3フィールドの成果発表
【学会発表】
・中川幸枝, 小笠原利枝, 深沢輝子, 水野桂子, 平野志信, 古田奈穂, 三次真理, 今泉郷子, 遠藤恵美子（2015）. がん患者・家族の生活習慣立て直し支援をめざす看護師と看護教員のアクションリサーチ：Y病院看護師のケアパターンの気づき1, 第29回日本がん看護学会学術集会講演集.
・小笠原利枝, 中川幸枝, 深沢輝子, 水野桂子, 平野志信, 古田奈穂, 三次真理, 今泉郷子, 遠藤恵美子（2015）. がん患者・家族の生活習慣立て直し支援をめざす看護師と看護教員のアクションリサーチ：Y病院看護師の見方の変化2, 第29回日本がん看護学会学術集会講演集.
・深沢輝子, 小笠原利枝, 中川幸枝, 平野志信, 曽我智恵子, 黒高恵, 三浦和美, 三次真理, 今泉郷子, 遠藤恵美子（2016）. がん患者・家族の生活習慣立て直し支援をめざす看護師と看護教員のアクションリサーチ（第3報）：Y病院看護師に生じた変化の広がり, 第30回日本がん看護学会学術集会講演集.
・小笠原利枝, 深沢輝子, 中川幸枝, 平野志信, 三次真理, 今泉郷子, 遠藤恵美子（2016）. がん患者・家族の生活習慣立て直し支援をめざす看護師と看護教員のアクションリサーチ（第4報）：Y病院看護師の成長を促進した要因, 第30回日本がん看護学会学術集会講演集.
・中川幸枝, 深沢輝子, 平野志信, 黒高恵, 上田順子, 三浦和美, 曽我智恵子, 三次真理, 今泉響子, 遠藤恵美子（2017）. がん患者・家族の生活習慣立て直しを支援するY病院看護師の学習—訓練モデルの創出（第5報）, 第31回日本がん看護学会学術集会講演集.

　最後に、その後も続いていった各施設の MAR がどのように発展していったのかを見ていく。そして、その発展を導いた臨床看護師の推進力とは何であったかについて考えてみたい。

《局面5：その後》

各施設における MAR の発展

コアチームのパートナーシップの終焉

　各施設の取り組みを継続するのと平行して、コアチームによる合同会議（第7〜14回）を3か月に1回のペースでもった。毎回、3つのフィールドで MAR の実施者が集まって、各施設の取り組み状況を共有し、知恵や工夫を出し合い、励まし合って、長期にわたる MAR をやり遂げたのであった。最終回には、「がん患者・家族の生活習慣立て直しを支援する看護師の学習プログラム」が各施設に合った形で根付こうとしている成果を全員でよろこび、意義あるプロセスであったことを認め合って、コアチームのパートナーシップを終結した。

　関連する学術集会に、毎年のように皆で連れ立って参加し、コアチーム、各施設のリーダー看護師、参加者の立場からなど、さまざまな切り口で、一連のプロセスについて発信した。連続の演題として取り上げられたことや、満員の聴衆を得たことなどはよい思い出である。発表をとおしてメンバーのモチベーションが高まったことは言うまでもない。コアチームによる成果の発表[★51]は、日本がん看護学会のほか、途中経過を書籍に掲載した。

その後の進化と拡張

　3年にわたる MAR の後も、各施設では取り組みが継続し、次世代、第3世代、第4世代へと新たなリーダーや参加者が生まれ、プログラムを進化させるなど拡張を続けている。また、本 MAR に参加した看護師はそれぞれの職場スタッフを啓蒙し、患者・家族の生活習慣立て

直しの支援の普及に努めている。

　第1フィールドでは、学習プログラムを発展させながら、脈々と主力メンバーを増やして継続中。

　第2フィールドでは、約5年間にわたって院内・院外の看護師の学習プログラムを継続した後、地域にもひらかれている患者会活動の中に支援を導入する計画が進行中。

　第3フィールドでは、院内の患者会に生活習慣立て直し支援プログラムが定着し、患者間で人気のあるプログラムとして知られるようになって継続中。

　このように、それぞれの形で実を結んでいる。

★51　コアチームによる成果発表
【学会発表】
・高木真理, 大西潤子, 小笠原利枝, 児玉美由紀, 今泉郷子, 諸田直実, 遠藤恵美子（2014）. がん患者・家族の生活習慣立て直し支援モデルの普及をめざす研究者と看護師のアクション・リサーチ（第一報）, 第28回日本がん看護学会学術集会講演集.
・三次真理, 遠藤恵美子, 諸田直実, 今泉郷子, 大西潤子, 飯尾友華子, 師岡陽子, 小笠原利枝, 中川幸枝, 児玉美由紀, 渡邉千春（2015）. がん患者・家族の生活習慣立て直し支援モデルの普及をめざす看護師と看護教員のアクションリサーチ（第二報）：推進力の分析, 第29回日本がん看護学会学術集会講演集.
・三次真理, 遠藤恵美子, 諸田直実, 今泉郷子, 大西潤子, 飯尾友華子, 小笠原利枝, 中川幸枝, 児玉美由紀, 渡邉千春（2016）. がん患者・家族の生活習慣立て直しを支援する看護師の学習―訓練モデルの開発（第三報）：医療施設での取り組み拡大をめざして, 第30回日本がん看護学会学術集会講演集.
【書籍】
・三次真理, 諸田直実, 今泉郷子, 遠藤恵美子, 児玉美由紀, 渡邉千春, 小笠原利枝, 中川幸枝, 大西潤子, 飯尾友華子（2014）. ナースががんと生活習慣の重要性に気づき, 実践に導入する：学びを通して, 患者・家族の生活習慣のパターンが見えてくる, 遠藤恵美子, 三次真理, 宮原知子編著『マーガレット・ニューマンの理論に導かれたがん看護実践：ナースの見方が変わり, ケアが変わり, 患者・家族に違いが生まれる』142-153, 看護の科学社.

臨床看護師にみる MAR の推進力

　MAR に参画した臨床看護師にみるプロセスを推進する力について
まとめておきたい。3 年間の MAR を推進したのは、どのような力に
よるのか？ 行き詰まりや停滞が生じた際、それを乗り越えて進む力
となったことは、どのようなことであったか？

1）共通の "願い" をもちつづけ、奨励し合うこと

　"願い" は解決すべき問題ではなく、ビジョンを描くことから生ま
れる願望である。"生活習慣立て直しを支援する看護師の学習プログ
ラム" を作成するにあたって、自施設では今、どのようなケアを行な
っているかという、自分たちのケアパターンの認識が必須であった。
そこから、意思と意志が同体となった "願い" が生まれ、それを共有
し、励まし合うことが、未来を志向し前に進む力を生みだしていた。

2）パートナーシップのもとで尊重し合い、学び合う仲間意
　　識を培うこと

　パートナーシップの関係性のもとでは、よし悪しの評価をすること
はしない。お互いを尊重し、正直に対話するなかで、学び合い、より
向上していこうという仲間意識が培われる。それは心地よい "場" で
ある。そうした場があることが推進力となった。

3）自らを変えるよろこびを知ること

　MAR の醍醐味は、知識や技術を学んで実践の幅を広げることだけ
ではない。学習と対話をとおして自身を変えていくこと、変わってい
く自分を認識することによろこびはあった。これまで自分の中になか
った新たな見方、考え方を学び、自身を変えてそれを受け入れ、看護
実践を進化させていくよろこびを体験した看護師は、自己の成長を感

じ、さらなる成長を願い、いきいきと楽しんでMARに参画するようになった。

4）他者を育てるよろこびを知ること

自身を変えるよろこびを体験すると、おのずと仲間にもこの体験をしてほしいと願うようになる。それは、不足点の指導や、相手を変えるための教育や指導とはまったく異なる。相手の成長を願って学びを分かち合い、機会を提供し、一緒に成長するよろこびである。この連鎖が生じるとグループ全体の躍動感が増していった。

5）プロセスを重視し、相互作用を増幅させていくこと

MARの成果はもちろん重要であるが、それ以上に"願い"の実現に向かうプロセスが重視される。MARでは失敗も成功もないのであるが、停滞期はある。そのような時には、自分たちの今の立ち位置を確認し、そこに開示している自分たちのパターンを認識し、意識的に相互作用するなかで意味をつかんで、新しい方向に進む勇気が必要となる。

決して戻ることのないプロセスに身を投じ、積極的に相互作用すること、それ以外にない。うまくいかない時は隠れたくなることもあるが、「こんなときだからこそ来ました」と、オープンに自らを表現する参加者を全員で歓迎したとき、新たな道がひらけていったのであった。

6）現象を理論の観点から意味づけ、納得し合うこと

MARは、ただ集まって討議して、現状を変えていくという考え方とは異なる。MARのプロセスで生じる現象を、ニューマン理論の観点から意味づけてみることで納得が得られる。メンバーやグループの成長が見えたり、固定観念から解放されることがわかったりしたとき、

みんなで手をたたいてよろこぶということが重要であった。

　こうして理論がメンバーの間に浸透してくると、たとえ滞りが生じたとしても、見方を変え、ニューマン理論の観点からそこに意味を見いだし、意欲を刺激し合うようになった。ピンチは新しい知恵や工夫を生みだすチャンスであり、価値ある体験と意味づけて、前進の力に変えていった。

　本 MAR は、臨床看護師らが、もっとがん患者・家族らの生活習慣に関心を向けて、その支援者となれることをめざして、3 つの施設で看護師らの学習プログラムの作成をめざして実施した MAR であった。まずリーダー看護師を育成し、次に、リーダーが率いる 3 つの施設で臨床看護師らを育成するという 2 段階の MAR で計画され、3 年間にわたる長期的な取り組みであった。がん患者・家族の生活習慣立て直し支援をめざす看護師が着実に育ち、それは各フィールドのがんサバイバーシップ支援に深みを与え、今もなお、らせん形に拡張を続けている。

　学習プログラムの基本形は同じであったにもかかわらず、進め方のリズムもプログラムのバリエーションも 3 施設で異なることも興味深い。いずれにしても、その施設、その場のパターンをよくとらえて、それに合わせた形に自由にプログラムを変化させて進んだことが、このような拡張を生みだしたと考えられる。これが、相互作用をとおして創りだしていく MAR の醍醐味であるとも言える。

　＊本 MAR は、3 つの病院との MAR として、平成 24-26 年度文部科学省科学研究費の助成を受けて実施したものである。

第6章
MAR

進化のプロセスに共通する局面と留意事項

　MARは、異なる役割をもつ2つ以上のグループが、立場の違いを生かしながら、自分たちの"願い"の成就をめざして相互作用するプロセスであり、実践的な研究方法である。各人が自律的な実践や行動を促し合い、その力を身に着けて状況に変化を生みだしていくプロセスに関心がある時に適している。現状の問題を明らかにして改善をめざす取り組みと、筆者らが唱えるMARの何が違うのかという質問を受けることがあるが、個人で主導でき、アウトカムが明確な取り組みであるならば、それは、たぶん実証主義の研究スタイルをとることになるであろう。MARは、研究者が個人研究として行なうことをめざしていない。また、仮説的なアウトカムを想定して計画するものでもない。研究者は、実施者側としてグループを作ることから始めるのがふつうである。

　MARのプロセスは、決して戻ることはなく、定方向に進むが、どのように進むかは予測不能である。そして、そのプロセスでは、大きく変容を遂げて進化する時期もあれば、停滞気味でゆっくり動く時期もある。プロセスにはさまざまなバリエーションがあるが、いずれにしても、図6-1(次ページ)のように、<u>らせん状で右肩上がりに進化する</u>

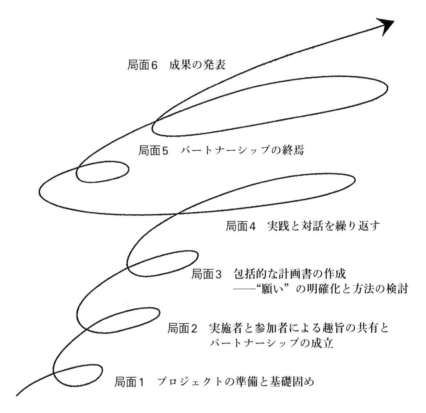

局面6　成果の発表

局面5　パートナーシップの終焉

局面4　実践と対話を繰り返す

局面3　包括的な計画書の作成
　　　　──"願い"の明確化と方法の検討

局面2　実施者と参加者による趣旨の共有と
　　　　パートナーシップの成立

局面1　プロジェクトの準備と基礎固め

図6-1　MARの進化するプロセスにおける6つの局面

プロセスをとる。

　以下、これまでの実際をかえりみて、MAR の特徴としてプロセスに共通してみられる6つの局面を取りあげ、あらためて説明を加える。その上で、運営の方法的な側面で留意すべきポイントをまとめることにする。それらはいずれも、筆者らの体験から明らかになってきたことである。なお、本章は、主に看護師が参画し、実践事例をもとに対話を進めていく実践的看護研究に焦点をあてた MAR を想定した記述であることを、あらかじめおことわりしておく。実際❸のように地域住民と協働で進める MAR もあり、これもたいへん興味深く重要であ

るが、看護師による看護実践研究に比べて複雑さは少ない。

> ●MAR のプロセスに共通の局面 – 1

プロジェクトの準備と基礎固め

どのような MAR であっても、発案し、実施に向けて行動を起こす主体の存在がある。最初は1個人に生まれたアイデアであるかもしれないが、多くの人をまき込み、対話をとおして、未知の創造的プロセスをたどることに価値をおく MAR においては、その1個人だけで企画することも、研究の「実施者」になることもないというのが原則的な考え方である★52。

基本的な考え方を同じくし、MAR の趣旨を理解した研究者（実施者）グループを形成する必要がある。その意味で、MAR はその出発点から心を合わせて事にあたる協働と、対話にみられる相互性（mutuality）が必須である。

本書では、MAR の目論見に賛同してプロジェクトのプロセス全般の運営責任を共に担うものを**実施者**と呼ぶことにする。そして、実施者の呼びかけに応えて、実践主体として MAR に参加するものを**参加者**と呼ぶ。そして両者が、MAR の**参画者**となる。

1）探究したい事柄と MAR という方法がマッチする

中心となる実施者（研究者）は、探究したい分野あるいは事柄を明確にする。一般的な研究においては、研究者の明確な研究目的が先にあり、それに合った方法論が選ばれるというのが普通である。しかし、MAR の場合には「グループで**協働的**★53 (次ページ) なプロジェクトを実

★52　とは言っても、1個人の研究者が実施者となることも可能である。この場合にはパートナーシップの片方を担う実施者側が1人であるので、MAR がもつダイナミズムは弱まるであろう。研究者には MAR に関する相応の力をつけていることが求められる。MAR 開始後、途中からでも、実施者側への参加希望者が現われた場合には受け入れるのが賢明である。実証主義研究のように条件を固定して考える必要はない。

施したい」という意思が先立つこともある。そのようなときには、探究したい分野や事柄は「後からついてくる」わけであるが、MARはそれでも成立すると考えている。もちろん、MARという方法にマッチする研究目的がすでに明確になっていれば、それにこしたことはない。

2）MARに関心がある仲間が集まる

MARは実施者が研究者1人である場合を除き、問題意識を共有できる仲間が集まることが出発点となる。同じ関心を抱く仲間であり、MARが拠って立つ全体論のパラダイムとニューマンの理論を受け入れ、MARによって自分も学び、グループ（参画者全員）の進化を願う仲間であることが望ましいが、途中でそのような意思を固める人もいるであろうから、最初から門戸を閉ざすのは得策ではない。MARに関心をもってくれるなら、経験や知識の程度はまちまちでいい。仲間を募る具体的な方法は、口コミで誘い合ったり、募集したりすることになるであろう。仲間は「共同研究者」という立場をとることもあるが、ことさら研究であることを強調することのないMARでは、最初の発案者も含めて「実施者」という言葉を使うようにしている。

3）関心事を共有する

MARを実施する意思をもって集まった仲間ではあっても、あらためて探究したい事柄に関して共有することが重要である。発案者は探究したい事柄を十分に説明する。実施者グループは対話をとおして共

★53　**協働的**　協働的（collaborative）とは、同じ目的のために2人以上が協力して働くという意味である。MARでは、それぞれに役割が違う実施者グループと参加者グループが、自分たちが掲げた"願い"の実現をめざして、未知の創造的なプロセスを、ともにたどることになる。つまり、目的地に向かって、両者が同じ船に乗り込むのである。それには、パートナーシップを成立させる前に、申し合わせ事項を十分に話し合い、納得し合うこと。また途上では、意見の衝突や困難に遭遇することも予想される。プロジェクトの達成をめざす決意と、お互いの信頼、理解、支え合いが重要となる。

通理解を得る。その過程で修正が必要となれば、厭わずに修正する。

4）MARの考え方や方法を共有する

　全体論のパラダイムに準拠するニューマン理論にもとづくMARであることを承認し合い、その内容を学習し、実施に向けて仲間との関係性を築く。発案者が指導者である必要はない。

　本書を使って、MARの考え方や実施方法を共有することから始めていただけるとよい。

5）全体論のパラダイムに根気よくなじむ

　一般に、実証主義的な研究方法を学んできている人が多いために、本書の内容になじめない仲間が出てくることもあるであろう。発案者を中心に、根気強く、機会をとらえて具体的な例をあげて、対話を続けてほしい。その考え方が理解できれば、やがて慣れて、全体論的な考え方が普通のことになっていくであろう。

6）状況を整え、楽しんで進める心構えをもつ

　MARは2〜3年と長期に及ぶことが多く、エネルギーを要する。また、参画者（実施者と参加者）全員の協働で進めていくプロジェクトである。仕事の業務が忙しすぎたり、片手間でやろうという心構えであったり、いきいきとした関心がもてない場合には、頓挫する。始めるからには、無理のかからないように状況を整えると同時に、楽しんでやり遂げようという心構えが助けとなる。

7）参加者を募集する──関連部門とも関係性を築く

　次に、実施者のパートナーとなる参加者グループを募ることになる。パートナーを募るにはいろいろな方法が考えられるが、いずれの方法が得策であるかをよく考えて始める必要がある。とくに医療施設内で実施する場合には、十分検討したほうがいい。

上層部から入り、トップから情報を流してもらい、上層部を通して参加者の紹介を受けるか、それとも草の根的にボトムからトップにあげて承認を得るか、どちらが得策かはケースバイケースである。ポスターの掲示や口コミに頼るなどさまざまな方法が考えられるが、いずれであっても、組織の上層部の人々にはプロジェクトの概要を説明し、理解と協力を得ることが必須である。そうした基礎固めをしっかり行なった上で、MAR実施中にも、関連する部署には適宜情報を送るようにすれば、よい結果を招くであろう。

●MARのプロセスに共通の局面‐2
実施者と参加者による趣旨の共有と、パートナーシップの成立

パートナーとなるべき参加者が得られたら、実施者側は全体論のパラダイム、ニューマン理論、それにもとづくMARの趣旨を説明する。趣旨が承認されてはじめて、MARチームとしてのパートナーシップ成立が可能となる。パートナーシップとは、どちらが欠けても成り立たない協働関係であり協力関係である。MARのM（mutual、相互的）はそういう意味である。MARにおいては、参加者も実施者も、ともにプロジェクトへの参画者という同格の立場になる。

ミューチュアルな関係性では、"教える者""教わる者"という固定した考え方は存在しない。お互いにもっているものを出し合い、教え－教わり、理解し合いながら、変化を生みだしていく。グループ内では「先生」とか「師長」とかの敬称は用いないというルールを決めてもいいだろう。

パートナーシップの成立は、言葉では簡単であるが、多々問題に遭遇することがある。仲間が分裂の危機に瀕することもある。実施者側の研究対象にされるのではないかという猜疑心がわいたりするかもしれない（☞MARの実際❷のエピソード：54ページ、55ページ脚注★33）。MARでは、実施者側が参加者側からデータだけをもらっていくとい

うことは決してないということをわかってもらう必要があるし、その約束は守られなければならない。

　不明な点をそのままにしないで誠実に対話をすすめる。正直に話すことで信頼し合う関係性が築かれるのである。この点が満たされてパートナーシップが成立した時点で、MARの実施の準備ができたことになる。

1）MARについてチーム全体で学習を始める

　実施者側で、MARに通じている者がリードして、MARチーム全体で学習を進める。参加者側のメンバーには初めてふれる内容だとすると、理解がなかなか進まないかもしれない。最初から十分な理解のレベルをめざす必要はない。それよりも、難解に感じることで参加へのモチベーションが低下することのないように工夫することが大事である。楽しい学びの会であれば、脱落者は出ないであろう

2）常に全体論の考え方を意識する

　チームの中では常に全体論の考え方を意識して発言すること。繰り返し言葉にすることで、不慣れだった言葉も普通の言葉になって、語れるようになる。

3）自由に話し合う

　探究したい事柄に関して自由に話し合う。その中で、関心が広がるとともに、もっと知りたくなって、必要な知識が明確になれば、知識的な学習につなげるチャンスである。文献検索が得意な者があれば、その役割を引き受けてもらい、その結果をチームに報告してもらうといいだろう。みんなで知識を広め、その意味を考えていくプロセスが大切である。

　パラダイムが違う研究からも、役立つ知識が得られることは多い。全体論に立って考えているからといって、実証的研究の成果を排除す

るものではない。重要な知見は、全体論の中に取り込んで、より意味深くとらえ直すことができる。

包括的な計画書の作成──"願い"の明確化と方法の検討

　掲げる"願い"には、MAR によってバリエーションがある。MAR の実際❶、❷のように病棟に新しい看護ケアを創出したいという願いと、❸の自己の生活習慣を見直してがんの再発を予防し、より自分らしくありたいという願いとでは、願いの掲げ方は違ってくる。さらに❹のように、生活習慣の見直し支援の導入をめざしたチーム全体の願いのもとで、さらに各施設に応じた願いを掲げて進むバリエーションもある。どのようであっても、参加者はこの"願い"に向かって努力することになる。ここでの"願い"は、再度強調しておくが、看護上の、あるいは患者・家族の「問題を解決する」という目的ではない。そうであれば、全体論のパラダイムに準拠する MAR ではなく、その問題を解決するのに有効な方法を一直線にめざす実証主義の研究が適切である。ニューマン理論にもとづく MAR での"願い"は、自らがどうありたいかという主観であり、理想であり、やや大げさに言えば全身全霊を賭けた願望なのである。それを掲げることで、看護師としての自分を創り、革新していくプロセスをたどろうと意志するのである。それが MAR の魅力でもある。そのプロセスで参加者は、自分はこのように考え方が変わり、ケアも確かに変わったということがはっきりとわかる時がある。同じような体験は実施者においても当然あるであろう。両者に進化が現われるのが、MAR の特徴である。

　計画書の中の方法論（たとえばセッションのプログラム）については、チーム内で検討しながら進めることになる。進めながら修正していく場合も多いであろう。MAR では進路のコントロールはしないことが原則なので、どのように進むのか不確定なのである。

1）看護実践上の"願い"を明確にする

　この"願い"が"問題解決"でないことは既に述べた。"願い"を明確にするために、グループ内での対話を行なう。ニューマン理論にもとづく対話は、どのような意見がいいとか悪いとか、あるいは、正しいとか間違っているとかいう判断を求めない。間違った発言が引き金になって、いいアイデアが生まれることもあるのである。全員に発言の機会を与えるために順番に発言していくというやり方はすすめられない。それだと、他者の意見に真剣に耳を傾けなくても済んでしまうからである。対話では、自分の意見を述べるとともに、他者の意見をよく聴くことが重要なのであって、聴く姿勢がなければ対話は発展しない。

　たとえば、1人が「私はこのように思います」と言い、次の人は「私の考えは違います。このようです」と自分の意見を述べ、その次の人がまた「私の考えはこうです」と進むとすると、意見が並列に並ぶだけである。そうではなく、次の人が、「今の意見にはこのような意味があると思うけれども、そこのところを私はこのように考えられないかと思うのです」と受ければ、2つの意見はただの並列ではなく、関係づけられており、意味をともに探っていこうとする仲間意識が表出されることになる。対話はそこから生まれるのである。

　もう一度言うが、間違った意見も「否定」されるべきではない。それが引き金になって、さらに進化した考えが引きだされるということが大いにあり得る。弁証法で言うところの「止揚」である。それを可能にするのは、メンバーのそれぞれが全体のありようを思い描きつつ、自分はどうであるのかと内省する力なのである。対話のプロセスによって内省が深まり、各人が自分自身のパターンを認識し、そのパターンが映しだす意味から新たな自分の考えを模索して、さらに参加者に共通する意味を見いだすことができたなら、それを自分たちの"願い"として表現する。

MARの実際❶（たばこしゃべり場）をみると、看護師らはグループ内対話をとおして自身の禁煙支援のパターンに目を向け、"患者に喫煙をやめさせるために一方的に忠告してきた自分たち"のパターンを認識した。このパターン認識にもとづき、禁煙した患者と喫煙している患者がともに語り合う場を設けるという新しい発想がわき、自分たちの病棟における禁煙支援のケアに関する"願い"が明確になった。❷（終末期患者と配偶者のケア）では、ニューマン理論にもとづくパートナーシップの対話のようなケアを自分たちの病棟に導入したいという"願い"が最初から脳裏にあり、それが自分たちの病棟ではどのように可能であるかが課題であった。❸（がんサバイバーらと生活習慣）では、自分のがんの再発や悪化を防ぎ、より自分らしく生きたいという思いとともに、望ましい生活習慣を身に着けようという"願い"が明確に意識された。❹（看護師の生活習慣立て直し支援）では、❸で創出した"がん患者・家族の生活習慣立て直し支援モデル"を、自施設の看護実践に導入することを望む3施設の看護師が集まり、"治療や症状に対する看護に集中し、生活習慣に関心を向けていなかった自分たち"のパターンを認識し、それぞれの施設ごとに、どのように支援を導入したいかを表現した"願い"を掲げたのであった。

　具体的な願いが浮かび上がるまでには、自由な発想と対話が必要であるが、ここがMARの1つの肝となる局面であるため、急がずに十分に時間をかけることである。

2）対話の進め方に意識的になる

　グループ内での対話の場はみんなで作るという意識が必要である。司会者を決めることはすすめないが、推進役（ファシリテーター）となる人材がいることが望ましいとは言える。対話のプロセスでは、上でも述べたように、「正と反により合が生まれる」という弁証法的な展開をめざす。このことを意識して話し合いを進めるならば、デヴィット・ボーム★54が言うように、対話を通してそこに"意味"が生まれ、

そのプロセスをとおしてメンバーの考えはやがては1つにまとまりはじめ、チーム全体の"願い"として湧出するであろう。

3）"願い"を実現するための方法を検討する

方法とは言っても、MARでは、実践と対話を繰り返しながら柔軟に変えていくことが重要であるため、マニュアル式にdoingを並べることはしない。詳細な行為までを規定してしまったら、実践者が自ら考え、行動していくことを阻害することになるであろう。行動を起こすのに役立つような指針として示す程度にとどめ、実践者に自由度を残しておく★55。

4）計画書に方法の概要を記載する

"願い"がまとまり、それを達成する方法が見えてきたら、方法の概要を記載した包括的な計画書を作成する。MARの特性をふまえて、臨機応変に変更できる余地を残した表現を考える。実践と対話を繰り返しながら進むプロセスで、最初に計画した方法を修正する場合が

★54　**David Bohm（1917-1992）**　物理学者。量子力学の世界的権威として知られるほか、人類と自然の調和、全人類の調和などの哲学的思索でも名高い。ボームが、対話の目的について書いている一部の概要を紹介するとこんな具合である。「対話の目的は、物事を分析したり、議論で勝ったり、あるいは意見を交換したりすることではない。むしろ、意見を一時お預けにして、それらの意見をよく理解するのである・・・つまり、それぞれの意見を聞き、それらを一時止めて、つまりそれはどういう意味があるのだろうと考えるのである。それぞれの意見が何を意味しているのかが分かるときに、たとえすべてが賛成できなくても、共通する内容を分かち合っているのである。」ニューマンは自らの理論を支持する考え方としてボームの理論を多々引用している。☞ Bohm, D. (1990). On Dialogue, 金井真弓訳『ダイアローグ：対立から共生へ, 議論から対話へ』英治出版, 2007.

★55　**自由度を残しておく**　たとえば、MARの実際❷（終末期患者と配偶者のケア）における、患者やその配偶者との対話の方法は、大部分はプライマリーナースと患者らでその都度決定していくことになるので、いつ、どこで、どのようにという細かな記載はできない。「必要に応じ、両者の合意のもとで」というように、柔軟性をもたせた表現になる。

多々あるので、そのことも計画書に明記する。

　書き方はいろいろであろうが、MARの実際❷を例にとれば、以下のように書かれた。。

【プライマリーナースが配偶者と対話を持つ時期】
　基本的には、第1回：患者・配偶者に医師から病状説明があった時期、第2回：担当になってから3日以内とする。それ以後は、プライマリーナースが必要と思う時期に、配偶者と話し合って決める。また、プライマリーナースに決断がつかない場合には、師長の助けを申し出て、助言を得て実行する。

【対話の方法】
　基本的には、ニューマンのケアリングパートナーシップのケアにならい、「お二人にとっての意味深い出来事などをお話ししてください」と話しかけることで対話に誘うこととするが、状況によってふさわしい別の問いかけがあれば、そこから始める。
　目的は、夫婦が人生の"意味"、今生きている"意味"を見いだすことを支援することである。助けたいという気持ちで行なう。このとき、患者がそこに加わることを希望すれば、プライマリーナースは、配偶者と患者の双方と話し合い、両者の了承の上で対話の機会を作る。師長の支援が必要であれば、相談する。
　この計画は、現時点の基本的な計画であるので、状況の変化により対話を持つ時期や方法が、変わることがある。倫理的な側面で考慮が必要な場合には、再度倫理審査会に伺いを立てる。

　MARの実際❶（たばこしゃべり場）では、計画書の作成に入るまでに学習会はかなり進んでいた。チーム内で"たばこしゃべり場"を開催しようというアイデアにたどり着いて初めて、計画書を作成することになった。方法の部分は、「"たばこしゃべり場"は月に1回開催し、その都度チーム内で振り返りの対話を行ない、時間帯や方法の修正を

行ないながら進める」というように柔軟に、話し合いながら修正していくことを明記した。

5）倫理審査を受ける

　必要に応じて、計画書の倫理審査を受ける。MARのプロセスは局面1からスタートしているが、チームを組み、"願い"を明確にするまでは、一般的な研究で言えば、研究の組織を組み、研究目的を明確にするまでにあたる。ここまで進んだ時点で、計画書が作成されるわけである。そして、それを実行に移す前に必要とされるのが倫理審査である。MARの実践が進んで、患者や家族への影響が当初の想定を超えそうな場合は、倫理的側面で新たな配慮が必要となるであろう。その時は、追加、修正、あるいはより詳しい計画書を再度提出して、倫理審査を受けることになる。計画通りに進まない時は、修正することを厭わないのがMARの特質である。修正を繰り返して計画を練り上げていくプロセスを楽しむことである。

● MAR のプロセスに共通の局面 - 4
実践と対話を繰り返す

　参加者それぞれが自らの現場で実践する。そこでの体験や気づきをMARチームに発表する。それを受けてチーム内対話を行なう。このプロセスを繰り返すことで、メンバーは自己のパターンを認識し、それに促されて新たな実践行為へと踏みだしていく。互いにチームメンバーとして支援し合い、状況に変化を生みだしていくのである。

　この局面は、実践と対話をとおして変革が生まれてくる局面である。プロセスの実際はMARの内容によりさまざまなバリエーションがあり得るが、看護師の看護実践上の"願い"の成就をめざして進むということを念頭に置いて、以下に要点を記す★56 （次ページ）。

1）"MAR 実践日誌"を可能な限り詳細に書く

　看護実践上の"願い"を掲げて進めている MAR では、看護師（参加者）の1人ひとりが自らの**実践事例**を MAR チーム内で発表する。実践するなかで気づいたことや、自己のケアパターンの認識に続く新たな実践行為へ踏みだしたプロセスを発表し合うわけである。それを全員で傾聴し、発表者が自己のケアパターンを認識できるような方向で対話を重ねていく。繰り返して言うが、重要なことは実践事例の発表である。

　発表の元になるのは"MAR 実践日誌"である。筆者らはこれを「ジャーナル（journal）」と呼んでいるが、看護師（私）が主語となり、観察したこと、考えたこと、行動したことを書き留めておくノートのことである。上記以外にも、相手（患者）の言動などに対する自分の見方や考え（意味づけ）など、何でも自由に記載するとよい。文章の上手下手は気にせずに、できるだけ細かく記述することを心がける。この日誌の記載内容が MAR の重要なデータになる。

2）MAR 実践日誌にもとづく発表、対話、自己のパターン認識
──新しい実践の方向性を見いだし、再び実践のサイクルへ

　MAR チーム内（合同会議）での対話は、全員の合意のもとに録音する。それを逐語録に起こして、これも MAR のデータとする。データが豊かであればあるほど、MAR の進化のプロセスも豊かに可視化できる

★56　MAR の実際❸のように、参加者が地域住民のグループである場合は事情が異なるので、ここにあげた要点がそのまま当てはまることはない。しかしプロセスは似ている。その場合の進み方は、以下のように要約できる。① 参加者個人が自分の"願い"を明確にし、②"願い"の成就をめざして生活の中で実践し、内容を記述し、③ それを MAR の会に持ち寄って発表し合い、対話するなかで自己のパターンを認識し、再び生活の中での実践にもどる。④ 上記を繰り返すプロセスで、各人が自分の"願い"の成就を確認する。"願い"の達成によって参加者に現われた変化は、家族や周囲にも広がっていくであろう。

であろう。

3）実践のプロセスや関係性を表象図に表わしてみる

　発表者が、実践のプロセスを関係性の変化という視点で振り返り、それを図式化してみることは大いに役立つ。筆者らはそれを「表象図」と呼んでいる。ホワイトボードに描き、それを見ながら対話を進めると、別の意味づけができたり、ケアパターンを認識できて別の実践の方向がわかったりするかもしれない。そのことを表象図に追加したり、描きなおしたりする。この場合、PCソフトのパワーポイントなどで上手に仕上げた形は概して役に立たない。

4）個別的進化と集合的進化

　発表者は、その実践で、その場の状況を自分はどのようにとらえたのか、何を考えてどのようなケアをしたのか、相手のパターンをどのように解釈したのかなどを発表する。自分の見方、とらえ方、ケアのありよう、すなわち自分のケアパターンを認識することをめざして発表するのである。発表を聴いているメンバーも同様に、自分だったらどう考えるか、どう見るか、どう行動するか、自分に引き寄せて考え、自分のケアパターンを認識することをめざす。それぞれが自分のケアパターンの認識に至ったならば、そのパターンが示す意味から、おのずと次なる一歩を踏みだすべき方向が見えてくる。

　この"対話"とともにたどるプロセスのなかで、個別的にもまた集合的にも進化するパターンが見えてくる、ここがMARにおけるいちばんの醍醐味と言えるところである。

5）"願い"の成就が近づいていることを知る

　対話をとおして自分のケアパターンを認識し、新たに踏みだすべき方向が見えた発表者（看護師）は、再び自分の現場での実践に戻る。看護実践 → チーム内での実践の発表と対話 → 自己のパターン認識

→ 新たな実践の方向性の獲得→ 再び実践へというプロセスを繰り返すなかで、やがて、自分たちが掲げた"願い"が成就しつつあることを確認できる時を迎える。

■ MAR のプロセスに共通の局面 – 5

パートナーシップの終焉

　自分たちの"願い"が成就したことを確認したら、それまでのMARのプロセスを振り返る。そして、その成果が波紋となってさらに広がっていくであろうという感触を得た時点で、MARのパートナーシップは終焉を迎える。

　MARチーム内で、チーム全体の活動を振り返り、個人が、またチーム全体がどのように進化を遂げてきたかを確認することは、たいへん意義深い。進化のプロセスを図や表にしてみるのもよい方法である。進化のプロセスを客観的に認めることができたときに、興味深いことに、新たな進化がまたそこに生まれてくる。

1）自分たちの進化のプロセスを確認する機会をもつ

　MARのプロセスは長期にわたる。多くは2〜3年であるが、この間メンバーは定期的に集まり、自分たちの"願い"を意識しながら活動を継続する。そのなかでしばしば、自分たちがMARのプロセスのどの地点にいるのか？"願い"に向かって進んでいるのか？ わからなくなってしまうことがある。そうならないために、途中で、これまでのプロセスを概観する機会をもつことをすすめる。ここでも表象図が役立つ。

　あらためて"願い"を確認し合い、今後の方向性を共有することが重要である。

2）成果が波紋となって拡張していく様子を確認する

　プロジェクトの成果が波紋となって伝播し、どこで、どのように開

示しているかについて注意を向ける。その後目撃したことや観察したことなどを披露し合う会をもつとよい。

　MARチームのメンバーの間での出来事はもちろん、メンバー外の人々の反応にもアンテナを張る。まずは、患者や家族からの声が聞かれるであろう。そして、病棟のスタッフ間で、また看護学生らが、さらには、それを取り巻く他の医療従事者らが、成果を認めていることが多々ある。それを知ることで、チームメンバーはさらにエネルギーを得ることができる。これらの内容もMARのデータであり、成果の貴重な証として示すことができる★57。

3）進化・成長を確認し、よろこび合う

　このプロジェクトを通して学んだこと、これからの、看護師としての自分がめざすこと、病棟の看護チームとしてめざすこと、教育の中で活用したいことなどについて自由に対話し、満足感に満たされ、さらに新たなビジョンが見えた時に、MARは終焉の時を迎える。

　楽しい学びの時をもち、お互いに進化・成長したことを確認してよろこび合うことも、重要なプロセスである。

　●MARのプロセスに共通の局面 – 6

成果の発表

　成果を整理して発表する。それによって他者の評価を受け、対話の機会をもつことができる。そして、さらなる進化をめざすのである。

★57　MARの実際❶（たばこしゃべり場）では、“たばこしゃべり場”の実施は、他の病棟の患者や看護師らにまで波紋は及んでいった。❸（がんサバイバーらと生活習慣）では、参加者同士で、また家族に、そして参加者の友人らにも波紋は広がっていた。チーム内での対話の成果は、6年目になっても参加者の生活に密接に結びついていたことは、このMARの大いなる成果といえる。❹（看護師の生活習慣立て直し支援）では、3施設のそれぞれが掲げた願いに沿って、外来看護、患者会、施設を含む地域で、さまざまな形で生活習慣の立て直し支援が根づき、さらに次世代のメンバーが生まれ、支援を発展させながら継続している。

チーム内で、どのような内容を、どこで、どのように発表するかを話し合う。他者に役立つ情報の発信になるよう努力する。全体を統合した成果だけでなく、実施者側と参加者側のそれぞが、自分たちの立場から発表してみるのも面白い。

いくつかの留意事項

1）計画書の作成にあたって

　計画書を作成するタイミングは、"願い"がまとまり、それを達成する方法が見えてきた時期である。その前段階に学習会がある。

　一般的な科学的研究との大きな違いは、願いの成就に向かう変化のプロセスが探求の焦点となることであり、また、結果を得るための方法論を固定化しないことである。結果は予測不可能であり、変わっていくポイントを取りこぼさないでとらえていける計画を立てることが重要である。MARの拠って立つ全体論のパラダイムと理論的枠組みを示し、実践と対話を繰り返しながら方法を修正し、練り上げていくプロセスがMARそのものであることを説明しておくとよい。

2）データとその収集方法

　アクションリサーチにおけるデータは、倫理的配慮に反しない限りどのようなデータを使用してもいいことになっている。なるべく豊かな内容が収集できるように工夫する。

　筆者らは、チーム内対話の録音を起こした逐語録と、メンバーが記載した"MAR実践日誌"の記載内容を、主たるデータとして使用した。その日誌には実践場面の振り返りばかりでなく、気づいたこと、自己の内省など、MARに関係することであれば何でも、できるだけ詳しく書くようにすることを申し合わせた。

　このように個人の記録を利用することについては、事前に説明書を

用意して、MARへの参加依頼をする際に十分説明する。納得が得られたら、同意書に参加者と実施者双方がサインをする。

　カルテに記載されている内容や、周囲の人々から直接受けた称賛の声なども、倫理に抵触することがないように匿名性が守られるなら使用可能であろう。

3）データの分析方法

　MARでは研究のプロセス自体が研究の内容である。ニューマンは、キリンの足跡をとらえたければ「キリン、キリンと言ってたどり」、パターンをとらえたければ「パターン、パターンと言いながらたどる」と書いているが、筆者らにはこのユーモラスな表現が大いに役立った。"拡張する意識としての健康"の理論をふまえて、何のデータから何を取りだしたいかを明確に意識して、質的データに向き合い、取りだしたい内容を見のがさないように、ひたすら経時的に追っていけばいいのである。そして、そのプロセス全体を鳥瞰的に眺めてみれば、進化する時期や停滞している時期、また大きく転換する時期などがわかる。これがプロセスのパターンの開示である。

　注目したいポイントは、実施者と参加者（すなわち双方の参画者）が、自律的にどう行動したか、そしてどう進化のプロセスをたどり、状況はどう変化したかである。本人は「自分は自律的に行動した」とは発言しないであろうから、対話の発言やMAR実践日誌の記載内容などのデータから、その"意味"に注目して解釈していくことになる。ニューマンが言う解釈学的方法である。

4）フィードバック

　MARにおいてフィードバックを行なう主な理由は、

①　自己のパターンを認識することや、らせん状に進化するプロセスに、意識的になることを助ける

②　毎回の対話の内容が、切れ切れになることを防ぐ

ためである。②は、筆者（遠藤）が初めてニューマン理論にもとづき、抗がん剤を受けている患者とのケアリング・パートナーシップのもと、ほぼ毎週面談を続けた時の経験に裏づけられている。患者は、辛い抗がん剤治療を切り抜けるたびに、前回の面談の内容をすっかり忘れてしまい、思い出す手助けが必要なのであった。そこで毎回、前回までの対話の内容を、ゆっくりと読み上げることにした。プロセスを進めるためにフィードバックが重要なことを、その時につくづく学んだように思う。

　筆者らは、MARチーム内での対話の逐語録と、それに関連した記述を含むメンバーの日誌をもとに、主な内容とその要点を整理しておき、次の会の冒頭、メンバーにフィードバックするようにしている。そうすることによって、前回の内容とつなげて進むことができ、それは自己のパターン認識を促すことにもつながる。

　どのようにフィードバックするのがもっとも効果的かということも考える。言葉だけで足りるか、プリントを配るか、表象図を用いるかなど、メンバーの特徴に合わせて工夫する。

5）倫理的な配慮

　基本的な倫理的配慮は、他の研究と同様であるが、MARでは実施者と参加者の"協働関係"という点での配慮をはずすことはできない。両者がどんな立場の者であるかに関わらず、最初の段階で、MARの哲学、目的、役割、予測される事態への対応などを十分話し合っておく。単なる説明と同意というレベルを超えて、パートナーシップの成立を実感できるまで話し合うのである。決して「相手を欺く」ことがないようにしなければならない。

　しかし、変化を生みだしていくプロセスでは、予期せぬ出来事がたびたび生じる。常に情報をグループ内で開示し、問題に気づいた時点

で両者が誠意をもって話し合うことが大切である★58。自分の考えを
腹蔵なく発言できる真の協働関係を築きあげる努力を重ねることが、
お互いの倫理的規範である。

　また、MARに参加していない看護師らとの関係においても、常に
情報を開示し、意見を吸い上げ、関心が向いたときに自由に参加でき
るような場づくりをすることが重要である。

　MARのプロセスをとおして、メンバー間で倫理的配慮の側面から
大いに話し合うことである。互いに倫理的感受性を高め合い、尊重し
合う。それは周囲の人々にも波及していくことであろう。このことも
MARの成果の1側面であるといえよう。

6）信憑性について

　MARのパラダイムは、実証主義的・科学的研究のそれとは異なる
ことは、第1章で述べた。パラダイムが異なれば、それにもとづく研
究の評価の視点も異なってくる。この重要な点を考慮することなく評
価が下されることがしばしばあるので、その違いを述べておく。

　実証主義的・科学的研究（ポスト実証主義も含む）の研究者は、自分
に関係なく単一のリアルである現実はそこに歴然とあり、研究者はそ
れを分割して測定することが可能であると信じている。一方、MAR
の研究者は、自分と切り離された別の現実などは想定しない。研究の
内容は、参加者と実施者が相互作用するプロセスであり、結果は両者
による産物であると考えている。ここには大きな違いがある。

　まず、実証主義にもとづく量的研究について言えば、信頼性
（reliability：測定用具が測定しようとしている属性の測定における一
貫性）と、妥当性（validity：測定用具が測定しようとしている属性を、

★58　MARの実際❶、❷のように、看護ケアの向上をめざしたMARの場合は、患者・
家族へのケアにも影響が及ぶ。この場合も、常に患者・家族への情報開示を基本理念と
し、看護師らがどのようなケアに取り組んでいるかを患者・家族にも知ってもらい、協
力を得ることが大切である。

実際にどのくらい測定しているか、その程度）という2つの尺度で評価される。

それに対して質的研究においては、データは質であるので、測定用具に関する評価はない。

質的研究の評価には、信憑性（trustworthiness）という言葉が一般に使われる（MARにおいても同様）。これは、質的研究結果に対する信頼の程度である。一般に、信用可能性（credible：データの質の評価）、転用可能性（transferable：結果が他の場面や他のグループに移転できる程度。一般化可能性に類似）、依存性（dependable：時間や状態の変化に対するデータの安定性）、確認可能性（confirmable：データの客観性や中立性）の4項目が使われる。また、研究者のバイアスは、質的研究においてもデータ収集における客観性として重視される。

次は、アクションリサーチ（AR）についてみてみよう。草柳はモートン-クーパー（Morton-Cooper）の著を参考にしながら、ARでは絶対的な信頼性（reliability）を得ることは不可能であるとしているが、「AR研究を細かくチェックした上で、研究で掲げられた問題について、研究全体が有用かつ信頼できる物語となっているかどうか、問題に関連する現場で起きている状況や、研究者と共同研究者が協力して研究を進める様子、さらには具体的な変化や周囲の反応までもが、読者の納得の得られる形で十分伝わるものになっているかどうかという、文化的（習慣的）妥当性（cultural validity）が確保されていることが重要となる」と述べている★59。

最後に、MARである。MARもARであるので、上記の草柳氏の考え方が適合する。さらに、ニューマン理論をふまえて、以下のことが問われる。

①　MARは、「研究のプロセスが研究の内容」であることから、研

★59　草柳浩子（2018）. アクションリサーチの方法, 看護研究, 51(4), 302-315.

究プロセスがイメージとして描けることが重要である。参加者と実施者のパートーシップで“願い”をめざして実践を進めるプロセスと、対話をとおして自己のパターンを認識しながら、自律性と行為能力が増す集合的な変化のプロセスが読みとれるか、という点に注目する。

そのプロセスの果ての結果として、次のことに注目する。

② 当事者が掲げた“願い”はどのように成就され、状況はどのように変化したか。
③ 各人が、自律性（自己決定能力）と行為能力（実践力）を獲得して、どのように自己変革を成し遂げたか。

最後に、全体性のパラダイムという点から、次が加わるであろう。

④ MAR のプロセスおよび結果は、環境にどのような波及効果を及ぼしたか。

類似の文化圏にいる読者が、報告された MAR の実際を読んで、「なるほど！わかる」という反応が得られれば、信憑性は高いと評価してよい。

MAR

M. ニューマン "拡張する意識と しての健康" の理論概要

遠藤惠美子

　ニューマンは、「看護理論とは、私に言わせればその理論家の見解である」と言ったことがある。そうであるならば、理論を理解するには、可能な限りその理論家の人となり全体、つまりパターンをつかみ、そのパターンが映しだしている意味を理解することが役立つ。その意味で、ニューマンの子供時代から書き起こしてみたい。

子供時代

　マーガレット・ニューマン（Newman, Margaret A.；1933-2018）は、米国南部のテネシー州メンフィス市出身である。「私が数の面白さと整然とした論理を知るのを助けてくれた。そして黙想に付き合ってくれた」と献辞に書かれている父親は、いつも「こころと物質は同じ材料から作られている」と幼い娘に語って聞かせたという。この父親の母親つまりマーガレットの祖母は、自立心が強い女性であり、クリスチャン・サイエンス派で"科学と健康"に強い関心をもっていたという。母親はバプテスト派の熱心なクリスチャンで、ダンスや音楽を好んだ。10歳離れた兄が1人いて、有名な写真家であったようである。ニューマンが育った家庭は、キリスト教の教えとともに哲学的な雰囲気と芸術的な香りがあふれていたと想像できる。ニューマン理論は仏教やアニミズムに通じるところがあるとよく言われるが、ニューマン自身は、そのようなことは学んでいないと明確に答えている。

そうだとしても、すべてのことは結局は関連し合い、つながり、1つであるという意味で、そう思うことは許されるであろう。

ニューマン理論の3つの源泉

　理論の直接的な源泉は、やはり、ニューマンが20代前半から5年間に及ぶ、筋萎縮性側索硬化症（ALS）になった母親との体験をあげなければならない。「私に教えてくれたことはダンスと音楽を創ること、そしてその病気の体験のなかで今を生きること、そして愛すること」と、「思い出に捧げる」と題した献辞に書いた、その母との体験である。ニューマンは、以下のように書いている。

> 　私が読者にお伝えしたいのは、人生は現在（いま）のなかで生きられなければならず、人間に幸福があるとすればそこにこそあるということを私が認識したことである。母は身体的には動けなかったけれども、他のすべての人々とおなじように全体的存在としての人間であることを私は学んだ。私は、母のことがわかるようになり、母を愛するようになったが、それは、もし彼女が身体的依存状態にならなければおそらく私は経験しなかったであろうような仕方によってであった。母の亡くなるまえ共に過ごした5年間は、ある意味では困難で疲れる窮屈な日々であったが、他の意味では緊張し愛情に満ちた拡張的な日々であった。（1994/ 手島訳, 1995, xx）

　何度も繰り返し読んできて、筆者は、この部分に、ニューマンが主張する人間の全体性、ケアされる者とケアする者とのパートナーシップ、そして見方の転換による意味の変容ということがすべて含まれていることに気づいた。

　すでにテキサス州にあるバプテスト系の私立大学を卒業していたニューマンであったが、母親の死後1週間も過ぎないうちに、テネシー大学メンフィス校の看護学部に登録した。そして卒業後には臨床指導者としてそのまま大学に残ったが、翌年にはカリフォルニア大学サンフランシスコ校の修士課程に進み、内科—外科系看護を専攻した。修

了後には、故郷のメンフィスに設立された臨床看護センターに招聘され、2 年半、そこで看護師らに看護の実践や研究指導をした。その後、テキサス州出身のマーサ・ロジャーズが学部長を務めていたニューヨーク大学で看護学の博士課程に進んでいる。

　ニューマン理論の 2 つ目の源泉は、ロジャーズとの出会いにあると言っていい。ニューマンは、ロジャーズのゼミでの「病気と健康は生命過程の「単なる」表現であり、一方が他方よりも重要だということはない」という言葉の理解に苦闘したことを書いている（同, xxiii）。しかし、「数年後の大学院生とのリズム現象のカンファレンスで、私は、健康と病気はひとつの統一的過程として現れることに「はっと」気づいた」と書いており、健康の統一体としての新しい概念を芽生えさせたことがわかる。

　　（病気と健康は）リズム現象と同じように、それは上昇と下降、ピークと谷となって現れ、さまざまな程度の組織化（organization）と解体（disorganization）を経て移動するが、すべてはひとつの統一的過程なのである。（同, xxiii）

　理論の源泉の 3 つ目として、物理学者イツァク・ベントフ★60 の理論に影響を受けたことがあげられる。ニューマンは、博士課程の学生時代に、友人が「これは、あなたが好きそうな本よ」と言って、意識

★60　**Itzhak Bentov（1923-1979）**　チェコに生まれ、第 2 次大戦中はイスラエルに移住し、1954 年に渡米。氏の命題は、「人の全存在である意識 (consciousness) は、拡張し続ける」であり、この概念が、ニューマンに理論生成への突破口をもたらした。ベントフは、意識をシステムの情報交換能力 (the informational capacity of the system) と定義し、それは環境との相互作用の質と量という点でとらえられると主張した。ニューマンはこの一連の思考の体験以来、進化を続ける人間の全存在である「意識」という統一体としての概念と、環境との相互作用、拡張、健康などの考えが、時間、空間、動きという概念と結びつくと考え、これがニューマンの理論の中核になった。そしてこれらの体験が、ニューマンの最初のターニングポイントをもたらし、それは同時に、実証主義的・科学的研究方法を手放すきっかけとなった。☞ Bentov, I. (1977). *Stalking the wild pendulum* : *On the mechanics of consciousness*/ 星川淳訳 (1987). 『ベントフ氏の超意識の物理学』日本教文社.

の進化についてのベントフの本を手渡してくれたのだと、筆者に話してくれたことがあった。ニューマンは、その本について、次のように書いている。

　それは私がその時点までに信じるにいたった多くの事柄に対して論理的説明をもたらした。（中略）それは、死後の生命についての私のキリスト教信仰と一致するだけではなく、自らの全体的存在（意識）について生涯かけて開発した知識と知恵は無に帰することはないという点で理にかなっていると思われた。より大きな意識の一部として発達を続けるというところがとくになるほどと思われた。（同, xxiv）

ニューマンは、ベントフによって開かれたワークショップに参加した後、彼が言ったことは正しいと思った。すなわち、「観察できる事実を超える知識を求める時が来ている」（同, xxiv）のであった。

健康の新しい概念

　ニューマンは、健康であることと疾病があることを二分化して考えることを強く否定して、病気と健康をとらえる別の考え方を提示した。すなわち、健康は非疾病を意味するのではなく、疾病をも包含する概念としてとらえ直され、「疾病（disease）は、その反対である非疾病（non-disease）と合一化して、新しい健康（health）の概念」（同, p4）に置き換えられたのである。たとえ疾病をかかえたとしても、自分らしく、さらに今の自分を超えて生きることに向かう人間の意味と価値のある生き方ができる。それがニューマンの言う健康である。

　これは、病気の母親との5年にわたる体験をとおして、病気があっても全体的な存在としての母と自分が拡張した体験の意味としてつかみとった考え方であろう。ニューマンは、人は健康を疾病のない状態としてとらえることに慣れており、病人は劣っている人、あるいは嫌悪すべき人とさえみられていると指摘した。重篤な疾患をもつというレッテルを貼られた人々は、それも当然の報いなのではないかと自罰

的に自問したり、そんな自分を家族が受け入れてくれるだろうかと心配したりさえする述べている。そして、「これまで非常に普及していた健康と疾病という二分化を除くためには、私たちの考え方に根本的な変化が求められる」（同, p3）と強く主張した。

　ニューマンの怒りともとれる主張を読むと、母親と家族とニューマン自身の実に苦しかったであろう体験に思いを馳せるのであるが、同時に、そうだ、この新しい健康の概念、「健康とは意識★61の拡張そのもの」（2008/遠藤監訳, 2009, p6）であるという考え方こそ、看護師の考え方であり、見方なのだと納得できるのである。

3つの重要な概念──意識、パターン、健康

　全体論のパラダイムのもとで、ニューマンが主張する健康の新しい概念は**"拡張する意識としての健康"**（Health as Expanding Consciousness ; HEC）である。ニューマン理論は、ロジャーズが紹介した全体性のパラダイム、看護学で使われる言葉で言えば、統一体的─変容的パラダイムのもとで考えられている。

　以下、この理論を語る上で前提となる3つの重要な概念、意識、パターン、健康について定義しておく。

意識（consciousness）

　環境と相互に作用するシステム全体が備えている情報交換能力（informational capacity）である。人間というシステムでは、思考や感情のような、私たちが意識に結びつける事柄だけではなく、神経系、内分泌系、遺伝コードなどに深く埋め込まれているすべての情報を含む。意識は進化するパターンのプロセスとともに、より明確になる。私たちは、「意識をもつ」のではなく、意識そのものなのである。（1994/手島訳, 1995, p27）

★61　意識　ニューマン理論における "拡張する意識" の意識 (consciousness) には、全体論のもとで特別な意味がある。私たちが普通に使う意識的であるとか、意識のレベルが低いなどの意味ではない。1人の人間全体が、意識そのものなのである。

パターン（pattern）

全体を映している情報であり、この情報によって即座にすべての関係性の意味（meaning）がわかる。パターンとは、存在するすべての物事に本質的に備わっている性質であり、そこには多様性の中に潜んでいる統一性が表わされている。全体論のパラダイムにおいては、現象はすべてパターンとしてとらえられる。パターンには、動き、多様性、リズムがあり、変化し続けている。（同, 61-62）

筆者らは、パターンの代わりに、時に日本語で「ありよう」という言葉を使っている。

健康（health）

全体性という進化する統一体としてのパターン（unitary pattern）であり、それには疾患として開示したパターンも包含されている。（同, p4）

ニューマン理論を支える理論

ニューマン理論は、他の理論家の理論によって支持されている。それらは、デヴィット・ボーム（Bohm,D.）の隠された秩序の理論、イリヤ・プリゴジン（Prigogine,I.）の散逸構造理論、アーサー・ヤング（Young, A.M.）の意識の進化の理論である。これらの理論を理解することによってニューマン理論はより理解しやすくなるので、簡単に説明しておく。

ボームは、現実にあるすべてのものの第一義的な秩序として、目には見えないが、潜在しているパターンという考えを立て、これを"隠された秩序"と呼んだ。この世で形あるすべては、この隠された秩序が形あるものとして開示したものであり、"ひらかれた秩序"と呼ばれる。このボームの考え方が、「疾患は、健康という統一体的プロセスにおける1つの開示」であり、また「疾患は、全体の意味ある反映である」とするニューマン理論を支持するものであることは容易に想像がつくであろう。

　次は、プリゴジンの散逸構造の理論である。彼によれば、システム
は普段は秩序正しく揺らいでいるが、ひとたび予期しないような出来
事が起きると、その時点で無秩序状態になる。しかし、そのときはま
た、自己組織化のはじまりであり、その状態はより高次のシステムへ
と方向が定まるまで続くとされる。この秩序と無秩序を、進化を遂げ
るプロセス全体の中で相補的にとらえる考え方は、ニューマン理論に
おける進化のイメージと重なることが、本書の MAR の実際を読まれ
た読者には明らかであろう。すなわち、一見否定的な出来事も、拡張
する意識にとっては意味のある出来事となり得るのである。たとえ疾
患であっても、それによって、より健康（意識の拡張）になることが
できる。そう願うケアを支える理論と言えるであろう。

　そして、アーサー・ヤングの意識の進化の理論がある。彼は進化す
る意識のプロセスを、自由を失っていく４つの下降段階と、自由を獲
得していく４つの上行段階で表わした。そして、自由を失ったどん底
の時点を、「もはや古いルールは役立たず、見方の転換が起こるべく
して起こる」契機ととらえ、この時点こそが主体的な「選択の時」で
あることを明確にした。ニューマン理論の文脈でみるならば、人は、
自分自身についての認識の発展プロセスにおいて、もはや古いルール
は役立たなくなるターニングポイントにきて、新しいルールを発見す
る時であり、一歩を踏みだす時となる。

　プリゴジンの理論に則して言えば、既存の秩序に収めることができ
ず混乱状態にある人間は、より高次のシステムへと方向が定まるまで
は、無秩序（カオス）を継続するしかないのであるが、やがて、ヤン
グの言う「選択の時」がくる。そこでは見方の転換が生じ、新しい秩
序を生みだすルールを発見することによって、より豊かな自由と情報
を獲得して（すなわち意識が拡張して）、より高次の意識として進化
し、さらに広がる自由を得ていく（☞図 S-1 次ページ）。

　ニューマンは、この選択の時に "パターン認識" という概念を入れ
込み、人は自己のパターンを認識することによってそのパターンが映
しだしている意味をつかみ、そこから洞察を得て、新たな一歩へと踏
みだすというのである.

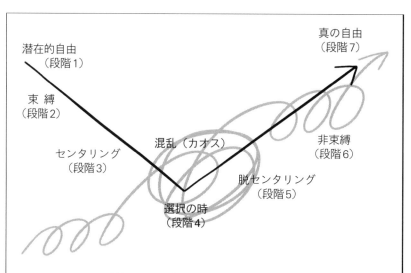

図S-1　混乱（カオス）と選択の時
ヤングの意識の進化の図にプリゴジンの散逸構造のプロセスのイメージを重ねて作成

統一体的─変容的パラダイムのもとでの看護介入

　ニューマンの言う"パターン認識"にもう少し注目してみよう。それは、プリゴジンの理論で言えば、無秩序にあってのシステムの再組織化の最中であり、ヤングの理論で言えば、もはや古いルールは役立たず、意味の転換が生まれる時である。しかし、パターン認識の特徴は、自分だけでは認識するのはむずかしく、それを助けるパートナーを必要とすると考えられていることである。ここに、統一体的─変容的パラダイムにおける看護介入の考えが生まれてくる。

　間違いのないように書いておくが、この場合の介入とは、通常の概念とは異なる。通常、介入という言葉は、クライアントの何がよくないのか、なぜそうなのかを看護師が「診断」し、その問題を解決するための処置を講じるという意味で使われている。それに対して、全体論にもとづく看護介入は、関係性のパラダイムから導かれる概念として理解していただきたい。看護師は、多くの場合クライアントが無秩序の状況にある時にかかわるのであるが、そのクライアントと真実の

関係性を保証するパートナーシップを成立させ、混乱から抜け出るプロセスを支援し、両者がより高い意識のレベルに到達することをめざす実践のことである。

　ニューマンは、全体論にもとづく看護介入のプロセスを、以下のように描いている。居場所を探しているクライエントへ、助けたいと真に願う看護師が近づく→両者の対話をとおしてのクライエント自身のパターン認識→パターンの意味から得られた洞察→新たな行為へと踏みだす→変容が生まれる→やがて両者は離れていく★62。

パターン認識のプロセス

　ニューマン理論にもとづく看護介入のポイントは、看護師とクライエントの間の対話をとおして、これまでのクライエントのパターンが開示する（明らかとなる）ということである。そのパターンから意味を読み取り、洞察を得る時、意識としてのクライエントは拡張を遂げている。同時に、それを分かち合う看護師の意識も拡張し、看護実践家として進化を確信する。このプロセスをニューマンは、"パターン認識のプロセス" として記述している。

　以下に概要を紹介する。(2008/遠藤監訳, 2009, 115-118)

① クライエントと看護師のパートナーシップのもとで、クライエントが自己のパターンを認識するプロセスを一緒にたどりたいということを説明して、クライエントの納得と了解を得る。

② 1回目の面談で、「あなたの人生における意味深い人々あるい

★62　ニューマンは、看護師とクライエントが近づき合い、パターン認識、洞察、そして変容のプロセスを経て、やがて離れていくさまを、図でわかりやすく描いている。統一体的—変容的パラダイムのもとでの看護介入についてはNewman/遠藤監訳(2008/2009)p43をお読みいただきたい。なお、クライエントの力になりたいのに、どうしてもパートナーシップを組むことができずに苦しんだ看護師の体験を, この図を使って紹介した興味深い事例がある。☞倉持亜希(2014). 力になりたいのに, どうしてもパートナーシップが組めない!!!: もっと柔軟性に富むことが必要な自己のパターンへの気づき. 遠藤・三次・宮原編著『マーガレット・ニューマンの理論に導かれた がん看護実践：ナースの見方が変わり, ケアが変わり, 患者・家族に違いが生まれる』104-112, 看護の科学社.

は出来事に焦点をあてて語ってほしい」と誘う。看護師はよき聴き手となる。このプロセスは対話であり、情報を聞き取るためのインタビューでないということを銘記すること。

③　看護師は、クライアントの話の内容を経時的に整理し、それをクライアントの人生パターンとして図に表わす。

④　2回目の面談で、看護師が描いたクライアントの人生パターン（表象図）をクライアントに示してフィードバックし、それをもとに再び対話を続ける。クライアントは自分について気づいたことやこれからの生き方などを語るので、それを尊重して対話を進める。

⑤　3回目以降の面談も、前回のフィードバックに継いで対話を続け、両者が十分話したという気持ちになった時点で、パートナーシップの関係を終える。

このプロセスは、クライアントのパターン認識のプロセスを支える全体論のパラダイムにおける看護介入である。クライアントにとって"意味あること"を話してくれるように依頼する理由は、意味あることを語る中に、まさにその人らしさを映しだしているパターンが開示するからである。ただし、それにこだわる必要はなく、もっとふさわしい問いかけがあれば、それでもよい。

看護師がめざすことは、クライアントが自分の過去を引き寄せ、現在の自分の前に開いてみることの手助けであり、それによって、クライアントがパターン認識に至ることである。このパターン認識のプロセスをとおしてクライアントと看護師が共鳴し合い、その先に、両者に"ちがいが生まれる"という点で、一般的に言う看護介入とは異なる。

補章-**2**

MAR

看護における新たな研究方法の創出

ニューマン・プラクシス・リサーチの概要と展望

遠藤惠美子

　質的研究方法について、まず量的研究方法との比較による科学哲学的な意味、ならびに看護学における質的研究の現状の概略をおさえる。次いで、筆者が、質的研究をさらに推しすすめる看護学ならではの実践的研究方法と考えているマーガレット・ニューマンの"拡張する意識としての健康"（health as expanding consciousness ; HEC）の理論にもとづく、看護プラクシスとしての研究（nursing praxis research）について述べる。

▌量的研究と質的研究──パラダイム論争

■実証主義とポスト実証主義

　質的研究は量的研究に対置される。量的研究は、今日まで科学を標榜する研究の主流をなしてきたといってよい。その方法論は、実証主義（positivism）、あるいはポスト実証主義（post-positivism）の考え方による。では、実証主義とは何か。その概要を存在論（ontology）、認識論（epistemology）、方法論（methodology）に照らしてみてみよう。

　まず、存在論についてであるが、これは素朴なリアリズムと呼ばれている。実証主義の研究者は、リアルな現実が自分とは関係なくそこに歴然とあって、すべて不変な法則によって動いており、研究者は、その不変な法則を把握し理解することが可能であると考えている。認

識論は客観主義のそれである。つまり、研究者と対象との関係は、あくまでも無関係であるべきであるとされ、研究者は対象との相互作用を避けるために距離をとり、研究結果に影響を与える研究者の価値観やその他のバイアスとなる要素を排除しなければならないと考える。したがって、方法としては、注意深くコントロールされた状況での実験的、操作的方法が選ばれ、数値化した量的なデータを収集することになる。

　ポスト実証主義は批判的リアリズムと呼ばれる。研究者は実証主義と同様に自分とは離れてリアルな現実があると信じているが、その完全な把握は不可能であり、確率論的にしか把握・理解することはできないと考えている。研究方法は、修正した実験的・操作的方法をとるとともに、できる限り現実を多くとらえる手段として多様な方法を活用し、質的データを含むこともある（Guba,1990）。

■構成主義

　このような実証主義、ポスト実証主義の考え方に立てば、質的研究は科学的研究とは認めがたいであろう。質的研究を根拠づける考え方は構成主義と呼ばれるが、構成主義と実証主義とでは、そもそものパラダイムが異なると言うのが適当である。構成主義者は単一のリアルな事実というものはないと考えているのである。

　まず存在論であるが、「単一なリアルな事実というものはない」というのは、現実は社会的に、また経験的に人間の心の創造物であるから、地域的に、あるいは個人的にその中身は異なるのであって、複数存在すると考えるということである。つまり相対主義である。そして、認識論は、実証主義の客観主義と対比すれば、主観主義と言える。研究する側と研究される側とは無関係ではありえない。ゆえに、研究結果は相互作用のプロセスによる創造物であると考える。では、方法論はどうか。複数の解釈を生みだして、その意味をとらえて比較対照する方法を用いて、弁証法的な認識の発展をめざすのである。

■関心の相違

　しかし、このような構成主義のパラダイムのもとで行なわれた質的研究結果は、実証主義・ポスト実証主義による量的研究を信奉する研

究者からは、前述したように、「非科学的である」「主観的である」「その正しさを検証する方法がない」などの批判を受けることになった。

　そもそも近代科学の進歩を成し遂げてきた伝統的な実証主義のパラダイムの枠内で、質的研究を批判すること自体に矛盾があると言えるのであるが、手法や手順に精密さを欠いたという点で、量的研究者からの攻撃を受ける余地があったと言えるかもしれない。批判を受けとめた上で、1960 年代に象徴的相互作用論（symbolic interactionism）の観点から、社会学者の Glaser と Strauss により、質的実証研究であるグラウンデッド・セオリー・アプローチ（grounded theory approach）の開発が始まったことは、よく知られているところである。

　一方、自分の研究業績が評価される際に、実証主義の基準が適用されるのを拒んだ研究者もいた。彼らは観察とインタビューを丁寧に行なうことによって、人々へさらに近づくことが可能であると考えた。これに対して、実証主義者は、細部は一般化のための障害になるものであって、なすべきことは個人の偏見と主観に左右されない優れた科学の樹立であると反論した。

　1980 年代はパラダイム論争の時代として知られている（Denzin, 2009; Denzin & Lincoln, 2005; Lincoln, Lynham & Guba, 2018）が、ようやくその頃から、実証主義とは別のパラダイムのもとで行なわれる質的研究も認められるようになり、発表の数もふえてきた。以後、質的研究は発展の時代に入ったと言えるであろう。

看護学に導入された質的研究方法

　今日、看護学における質的研究方法の数が増大し、エスノグラフィー（ethnography）、グラウンデッド・セオリー・アプローチ、現象学（phenomenology）、ナラティブ・リサーチ（narrative research）、批判理論（critical theory and related ideological positions）によるアプローチ、フェミニスト・アプローチ（feminist approach）、アクション・リサーチ（action research）など、多彩になってきている。そして、それぞれが特有のパラダイムのもとで、さらなる進化を遂げてきている。たとえば、オリジナルのグラウンデッド・セオリー・アプローチ

が、手法の工夫と看護実践にさらに役立つ方向をめざして、日本において木下によるMGTA（modified grounded theory approach）へと進化したことがあげられる。

　いずれの研究方法も、程度の差こそあれ研究者が研究される人々に近づき、人々の生きられた体験、相互作用、変化のプロセスなどについて理解し、知識を得ようとすることを目的としている。そして、この理解した内容を、看護実践に関連した領域で活用しようという意図がある。

　看護学の観点から質的研究を志すときに、自分が拠って立つパラダイムを考えてみることは役立つであろう。研究者のパラダイムによって関心ある看護現象が定まり、その探究のための研究方法も決まってくる。Holloway & Wheeler（2002）が、看護における質的研究方法の共通点を整理している。野口（2006）の監訳を参考に、以下に概要を示す。

◆　質的研究はデータの収集から始まるのであって、理論的枠組みがデータに先んじて決定されることはない。豊かで詳細なデータ収集が求められるので、研究者は研究参加者のところに出向く。参加者が自分らの歴史的、時間的、空間的な広がりの中に存在していることを十分意識し、文脈に敏感であることが求められる。なお、理論的枠組みが先に決定されることはないとはいえ、たとえば、グラウンデッド・セオリー・アプローチには象徴的相互作用論の考えが、現象学的アプローチには現象学の考え方が、枠組みとしてはもちろんある。

◆　質的研究者は、人々の考え、感情、行動などを理解するために、自分の先入観は括弧でくくり、その人々のありのままの環境に自らを浸らせる。

◆　質的研究者は、研究される人々の見方、認識、意味づけ、解釈に焦点をあてる。研究者は人々を観察し、話を聴き、記録物を読み、意図や動機を考慮に入れることで、参加者の社会や生活の現実へ近づくことができる。参加者は単に研究者のインタビューに

答えるだけの立場ではなく、研究への参加者である。
◆　質的研究は、参加者らの世界に浸ることによって、詳細で生き
　　生きとした、豊かな記述を行なう。このことによって、読み手に
　　共感的で、経験的な理解をもたらすことができる。ただし、グラ
　　ウンデッド・セオリー・アプローチでは、記述よりも概念化が求
　　められる。
◆　質的研究における人間関係は、信頼関係の上に成り立つ。研究
　　者と参加者の間の相互作用の程度は、ある程度距離をとるように
　　示唆された研究もあれば、大いに奨励される研究もある。

　ここまで述べてきた質的研究方法は、民俗学、社会学、現象学など、
看護学とは異なる学問領域から生まれた質的研究方法が、看護研究に
も導入されたものである。それに対して、筆者らが現在探究している
質的研究は、看護学の中で生まれたマーガレット・ニューマンの大理
論"拡張する意識としての健康"の理論にもとづいた質的研究方法で
ある。この理論は、マーサ・ロジャーズの「統一体としての人間の科
学」を源泉としている。

次世代の質的看護研究

■看護学独自のパラダイム

　ニューマンの研究方法は、多々ある学問の借用を離れ、看護という
学問の中で生成された質的研究方法である。他の学問の借用が悪いと
いうことではないが、看護学そのものが拠って立つパラダイムを明ら
かにすることから必然的に要請された研究方法であるという点に、特
別な意義があると考える。「分割不能な全体性」のパラダイムで考え
るべき看護は、クライアントの状況を丸ごと理解することをとおして
クライアントとの相互関係としてケアの実践が行なわれるのであり、
そのことがクライアントと看護師、およびそれを取り巻く環境全体に
変容をもたらすという理論に則った質的研究を打ちだしているのであ
る。
　「分割不能な全体性」というパラダイムにおける存在論、認識論、

方法論は、実践の科学である看護学の準拠枠そのものである。固定した現実があるわけではない。当事者であるクライアントと看護師が参画して、ともに創りだすプロセスがあるのみである。

　研究される側であるクライアントと研究者である看護師との関係性は、どちらを欠いても成り立たないパートナーシップである。そのようなケア関係において看護は実践されるのであるから、看護実践のありのままを見つめる研究をめざすなら、客観主義的なデータ収集はあり得ない。すなわち、研究期間中も相互依存的関係を積極的に維持する。

■ニューマン・プラクシス

　ニューマンが提起した研究方法では、質的研究の中身は看護実践のプロセスそのものである。その意味で、看護研究と看護実践とは重なる。ニューマンは、クライアントの状況を「理解」するだけの質的看護研究を超えて、実践をとおしてクライアントの状況に「違い」をもたらす看護研究でなければならないと主張した。これが、プラクシスとしての研究（research as praxis）の意味するとろである。プラクシスとは単なる実践（practice）を意味するのではなく、倫理的な「善き行ないをめざすその人」に関心があり、かつ本質的に理論的な実践である。ニューマン理論に導かれるこのプラクシスは、ニューマン・プラクシス（Newman praxis）、あるいはニューマン・プラクシス・リサーチ（Newman praxis research）と呼ばれる（Newman, 1990; 2008）。

　プラクシスの語源はギリシャ語で、アリストレレスがこの概念を用いている。その後、ヘーゲルからマルクス、サルトルなどの思想、さらにはフェミニズムにおいても、さまざまな意味合いを含みながら用いられてきている（Connor, 2004）。特に知られているのは、マルクス主義による解放のためのプラクシス（emancipate praxis）であろう。これには、資本主義のもとで抑圧された人々が、自らの権利を主張し、解放をめざす実践という意味がある。

　看護学のなかにも、解放の理論にもとづくプラクシス、フェミニズム理論にもとづくプラクシス、解釈学的な理論にもとづくプラクシス

などがこれまで導入されており、ニューマン理論にもとづくプラクシスもこれらに並ぶものである。

　ニューマンが主張するプラクシスは、マルクス主義やフェミニズムの立場の研究者から、「イデオロギー的な力関係を抜き去ってしまっている」という批判を受けたこともあった。しかし、看護学における医学モデルからの解放ならびに看護モデルへのシフトの必要性を主張し、研究においては実証主義・ポスト実証主義的研究の基準から解放することを提唱しているという点で、後に続く看護師や看護研究者への影響は、大きいと言わなければならない。

「人間の健康体験におけるケアリング」の探究

　1978年にニューヨークで行なわれた看護理論カンファレンスで、ニューマンは、ロジャーズ（Rogers/ 樋口ら訳 ,1970/1979）の科学の基本的な前提である「人間は統一体である」ことや、自身の母親の看護体験から得た「健康は疾患を包含しそれを超越する」という見解、ベントフ（Bentov,1977）の命題「人の全存在である意識は拡張しつづける」を加味したプレゼンテーションを行なった。この中で初めて、医学の視点ではなく看護学の視点から、健康の概念すなわち「疾病があることと疾病がないことが弁証法的に合一化された健康」（Newman,1979, p56; 1986）という革命的な概念が提示されたのであった。

　人は豊かな環境との相互作用をとおして、ピンチをチャンスに変えて飛躍したり、病気も身のうちとして、智恵を生かしながら新たな自分として進化していくことが十分ありうる。これがニューマンの言う健康のプロセスである。そして、「看護の目的とは何か?」という最後の質問に対して、ニューマンは次にように答えている。

　　「看護の目的は、人々を良い状態にしたり、病気になるのを防いだりすることではなく、より高いレベルの意識（自分の全存在）へと進化していくように、人々が自分の内部の力を使うように支援することである。」（Newman/ 遠藤監訳 , 2008/2009, p6）

ニューマンのプレゼンテーションに対して、聴衆は割れるような拍手で応えたという。

　ニューマンは、それぞれの学問にはそれぞれ特有の研究領域が明確である（たとえば生理学における生物の機能、社会学においては人間社会を統括する原理とプロセス）ように、看護学においてもそうした研究領域が明確であってしかるべきであると考えた。そして、1990年ごろ、2名の看護学者と協働で、看護学が探求すべき焦点領域を明確にすることをめざした。

　それによると、まず、看護学の探究の焦点は、人間の健康体験におけるケアリング（caring in the human health experience）である。つまり、看護学は、疾患そのものではなく、疾患と非疾患を合一化した「人間の健康体験」におけるケアリングに向かって、探究を深めることが求められるという提案であった（Newman, Sime, & Corcoran-Perry, 1991; Newman, 2002）。ここで言われている「ケアリング」とは、いわゆる優しさだけを意味するものではない。看護職がコミットすべきケアリングとはどのようなものなのかという、その中身が探究の焦点であるとしている。

　次に、当時の看護学において示されていた既存の看護研究を概観して、看護研究者らが拠って立つ3種のパラダイム、すなわち、「部分的―決定的（particulate-deterministic）」「相互作用的―統合的（interactive-integrative）」「統一体的―変容的（unitary-transformative）」を見いだした。　第1の「部分的―決定論的パラダイム」は、実証主義のパラダイムに相当する。第2の「相互作用的―統合的パラダイム」は、ポスト実証主義にあたる。そして、第3の「統一体的―変容的パラダイム」が、前者2つとは決定的に異なる、全体論を基調にした構成主義の立場である。人間も、人間と環境も、分割できない統一体であって、変化が生まれるときには全体のありようが突如として変容する。その変化がどのようなものであるかは予測不能であるが、後戻りすることはない。つまり、そこには本質的に進化するプロセスがあるという見方に立つのである。

　ニューマンの唱えるプラクシス・リサーチは、もちろん第3のパラ

ダイムに立つものであるが、看護学の焦点である「人間の健康体験における ケアリング」の探究であれば、研究者が上記3種のどのパラダイムであっても、よい／悪いという価値観で評価を下すことはできない。しかしながら、第3の「統一体的—変容的パラダイム」にもとづく探究がないならば、看護学は成立しない。そして、これまで、このパラダイムからの探究が不足していたことを、ニューマンは強調したのであった。

質的看護研究のニュー・パラダイム

ニューマンは、看護研究であるならば、その研究結果が将来役立つことだけではなく、目の前にいるクライアントが自分の状況を理解し、その状況を自ら変えることができるように手助けするという要素がなくてはならないと主張した。また、その研究に看護の視点がなければ、研究者がたとえ看護師であったとしても、それは看護研究ではないとも述べた。筆者はこの考え方に魅せられた。読者の多くも賛同してくれるであろう。

ニューマンは、看護実践そのものを、看護師がクライアントに何かをする（doing for 〜 , doing to 〜）ことではなく、クライアントと看護師の相互交流のプロセスである（being with 〜）と考える。看護研究においてもこのプロセスこそが神髄である。したがって、プロセスが研究の内容になるのである。

さらに、看護の研究であるならば、人々の生きられた体験を厳密に映しだす解釈学的、現象学的な質的看護研究では十分ではないと考えている。クライアントの状況の理解をめざすだけではなく、研究者である看護師の看護観とも言える理論的な考え方と研究参加者であるクライアントの自己理解が交流し合って、クライアント、そして同時に研究者にも違いが生まれることが求められる（Newman, 2008）。この意味で、ニューマン理論にもとづく質的研究は、質的看護研究のニュー・パラダイムであり、次世代の質的看護研究ということができる。

■ニューマン・プラクシスのプロセスと看護介入

ニューマン・プラクシスとしての研究デザインは、解釈学的（hermeneutic）かつ弁証法的（dialectic）デザインと呼ばれている。解釈学的ということは、意味と理解に焦点をあて、研究者の血肉となっている理論の観点から解釈することを意味する。弁証法的とは、研究に参画する人すべてが対話を重ねるなかで相互に交流し、新しい、より高次のレベルに合一化することを意味している（Newman, 1997）。研究のプロセスは開放的である。よい／悪いという評価を行なうことなく進めていく。さらに、MAR においては計画は臨機応変に修正可能であり、参加者の語りのプロセスには関係者全員（研究者と研究参加者）がコミットし、参加者が自分のパターンを認識して、それに意味を見いだし、洞察を得て、そこから新しい一歩を踏みだせるまで、研究者は参加者に寄り添うのである。これは、パターン認識のプロセス（process of pattern recognition）と呼ばれる。

　クライアントと看護師（研究者）のケアリング・パートナーシップによるニューマン・プラクシスのプロセスは、*Health as expanding consciousness*（Newman/ 手島訳 ,1994/1995,p129-131）で最初に書かれ、さらにこれが進化した内容が、*Transforming presence: The difference that nursing makes* に発表されている（Newman/ 遠藤監訳, 2008/2009, p115-118）。これらは基本的な考え方として示されたものであり、看護実践の状況に合わせて柔軟に進めるべきであるとニューマンは述べている。

　筆者は、この研究のプロセス自体が、看護実践における全体論にもとづく看護介入のプロセスでもあると考え、このことを発表して自らも実践し、学生にも勧めてきた。しかし、欧米の Newman scholar と呼ばれる研究者らのなかには、看護介入という言葉を使うことに異議をとなえる者もいた。「介入」には、「介入し問題を操作的に解決する」という意味があるからである。しかし、全体論のパラダイムにおいては、そもそも、一方が介入して他方がもつ問題を解決するという概念そのものがない。一方が変われば他方も変わり、他方が変われば一方も変わっていくのである。

　ニューマン・プラクシスは、ニューマンの"拡張する意識としての健康"の理論が自らの看護観と一体となっている専門職看護師が、苦

悩のど真ん中にいるクライアントに呼びかけ、パートナーとなって、クライアント自身が自己を理解し、自ら一歩を踏みだしていくことを手助けしたいという"願い"から発する、意図的で一歩踏み込んだ「全体論のパラダイムに準拠した看護介入」であり、質的看護研究方法でもある。

質的看護研究の進化の方向

　全体論のパラダイムにもう一度立ち返ると、量的研究方法と質的研究方法の2つに分けて研究を考えること自体がふさわしくないことに気づくようになる。ニューマン（2003）は、米国の思想家Wilberの言葉を引いて、自分たちの体験からつくりあげた境界線は、自分たちの存在に境界を築くことであると述べ、看護理論家も、境界線を引き、お互いに競い合う時代が続いてきたと回想している。そして、いま私たちが問題とすべきことは、この人工的な境界線をどう乗り越えていくことができるかであると問いかけ、看護の知識と実践への統一体的アプローチを探究するならば、私たちはもっと進化していくことができるとし、以下の言葉で結んでいる。

　　病気であることと病気でないことの間には境界線はない
　　芸術と科学の間にも境界線はない
　　研究と実践の間にも境界線はない
　　理論と実践の間にも境界線はない
　　看護理論と看護理論の間にも境界線はない　　(Newman, 2003)

　これと同じように、量的研究と質的研究の間にも、私たちが引いている境界線以外に境界線はないのかもしれない（Denzin, 2009）。かつてはトライアンギュレーション（triangulation）という言葉で、近年ではマルチ・メソッド（multi methods）あるいはミックス・メソッド（mixed-methods）という言葉を用いながら、単一の研究の中で、また統合された複数の研究の中で、質的データと量的データを融合する傾向がある。

私たちは、急性期には氷で冷やし、急性期を過ぎたら温めるのが効果的であることなど、さまざまな状況下によっていろいろなアプローチがあることを知っている。これらはいずれも、看護という、より大きな全体性の一部をなしているのだと考えると納得できる。

　研究者1人ひとりは、それぞれに己が拠って立つパラダイムの歴史を背負っており、それは尊重されなければならない。また、パラダイムの多様性も望ましいことである。それぞれが開放的になって、看護の知識と実践の進化のために実りの多い対話を続けていくならば、確実にさらなる進化を遂げていくであろう。

＊本稿は、看護研究，44(2)，2011年増刊号に掲載された「看護における質的研究方法の現在──進化の観点を踏まえて：Margaret Newman の「ニューマン・プラクシス」を中心に」を下敷きにして、改稿したものである。

■ References

・Bentov,I.（1977）. *Stalking the wild pendulum,* New York: E.P. Dutton. ／スワミ・プレム・プラブッタ訳（1987）.『ベントフ氏の超意識の物理学入門』日本教文社 .

・Connor, M.J.（2004）. The practical discourse in philosophy and nursing: An exploration of linkages and shifts in the evolution of praxis. *Nursing Philosophy,* 5, 54-66.

・Denzin, N.K.（2009）. *Qualitative inquiry under fire: Toward a new paradigm dialogue.* CA: Left Coast Press.

・Denzin, N.K. & Lincoln, Y.S.（2005）. The discipline and practice of qualitative research. In N.K. Denzin & Y.S. Lincoln（Eds）. *The Sage Handbook of Qualitative Research,* 3rd Ed. CA: Sage Publication, 1-32.

・Lincoln, Y.S., Lynham, S. A. & Guba, E.G.（2018）. Paradigmatic controversies, contradictions, and emerging confluences, revisited. In N.K. Denzin & Y.S. Lincoln（Eds）. *The Sage Handbook of Qualitative Research,* 5th Ed. CA: Sage Publication, 108-155.

・Guba, E.G.（1990）. The alternative paradigm dialog. In E.G. Guba（Ed.）. *The Paradigm Dialog.* CA: Sage Publication, 12-27.

・Holloway,I. & Wheeler, S.（2002）／野口美和子監訳（2006）.『ナースの

ための質的研究入門 : 研究方法から論文作成まで』第 2 版 , 医学書院 .
- Newman, M.A.（1979）. *Theory developmet in nursing.* Philadelphia: F.A. Davis Company.
- Newman, M.A.（1986）. *Health as expanding consciousness.* St. Louis: The C.V. Mosby Company.
- Newman, M.A.（1990）. Newman's theory of health as praxis. *Nursing Science Quarterly,* 3(1), 37-41.
- Newman, M.A.（1994）. *Health as expanding consciouenss.* 2nd Ed. New York: NLN/Jones & Bartlett Publication./ 手島恵訳 .（1995）.『マーガレット・ニューマン看護論 : 拡張する意識としての健康』医学書院 .
- Newman, M.A.（1997）. Evolution of the theory of health as expanding consciousness. *Nursing Science Quarterly,* 10(1), 22-25.
- Newman, M.A.（2002）. Caring in the human health experience. *International Journal for Human Caring,* 6(2), 8-12.
- Newman, M.A.（2003）. A world of no boundaries. *Advances in Nursing Science,* 26(4), 240-245.
- Newman, M.A.（2008）. *Transforming presence: The difference that nursing makes.* Philadelphia: F.A. Davis Company. ／遠藤惠美子監訳 , ニューマン理論・研究・実践研究会訳（2009）.『マーガレット・ニューマン　変容を生みだすナースの寄り添い : 看護が創りだすちがい』医学書院 .
- Newman, M.A., Sime, A.M., & Corcoran-Perry, S.A.（1991）. The focus of the discipline of nursing. *Advances in Nursing Science,* 14(1), 1-6.
- Rogers, M.E.（1970）. *An introduction to the theoretical basis of nursing.* Philadelphia: F.A. Davis. ／樋口康子 , 中西睦子訳（1979）.『ロジャーズ看護論』医学書院 .

あとがき

　長い間の私の宿願であった本書を、三次真理さんとのパートナーシップで、そして彼女の決して揺らぐことがない後押しを受けて完成することができた。実にうれしい。

　マーガレット・ニューマン先生は、私たちが創出したこのMARについて何とおっしゃるだろうか。先生の第一の関心は、窮地の状況に立たされて、どこにも出口を見いだすことができないでいる患者とその家族に、心を込めて寄り添うケアであった。先生は、患者・家族と看護師という二者間を超えて、立場の違う2つ以上のグループ内での対話や、生活習慣改善というような疾病の予防に関心を示すことはほとんどなかったと思う。

　私も、米国から帰国した後の数年は、窮地にいる患者・家族とで進めるケアリング・パートナーシップに没頭してきた。しかし、ニューマン理論にもとづくケアを広げていくためには、理論を学んでもらわなければならず、必然的に学習会から始めることになった。同僚や看護師らと学習し合ったことが、MARにつながったと言うことができる。私の人生を振り返ると、学習会とMARの実践で埋め尽くされているように思える。そして、そのプロセスが、実に楽しかった思い出として残っている。

　ある時、ニューマン先生は、「理論が真に実践に役立つものであるならば、その理論はstand onする」とおっしゃったことがあった。そう、ニューマン理論は自ら立ち、看護実践の中で自ら歩みを進め、今やMARにまで進化してきたのである、と言いたい。それに対してニューマン先生は、今はあの世での進化のプロセスのどこにいようとも、ご自身の理論を誇らしく感じ、やさしく微笑んでおられるにちがいない。MARは、これからもさまざまに工夫が加えられて、まだ夢

にも見たことがない新しい扉が開かれていくであろう。

　MARのよさは、一口に言えば、皆が参画できること、プロセスが楽しいことである。そして、自分が本当に成長したことを確認でき、自信がついていくことであると思う。その上に、"願い"が成就し、ケアの質が向上するという大きなプレゼントを受けることができる。

　現在行なわれているアクションリサーチは、実証主義にもとづく研究がほとんどである。それもよいであろうが、看護の実践的研究を志向する方々が、全体論にもとづくMARを理解し、楽しみながら実行に移し、自らの自律性と行為能力を増していかれることを切に願っている。

　最後に、本書で紹介した4つのMARには、多くの看護師や看護教員にご参画いただいた。脚註で紹介している成果発表の文献の共著者となっている方々である。皆様とのパートナーシップなしに本書が生まれることはなかった。紙幅の関係上、ここでお名前をあげることはしないが、あらためて心より感謝申し上げる。さらに、書籍が売れないこの時世に出版を引き受けられ、私たちの原稿を丁寧に読み、心を込めて編集してくださった、すぴか書房の宇津木利征氏に感謝する。

　原稿の作成から出版までの1年余は、COVID-19禍の中であったということも記録にとどめておきたい。今なお終息をみていないが、私たちは、このカオスを意識が拡張するチャンスとして乗り越えていくであろう。

　2021年4月

遠藤惠美子

索 引

■著者紹介

三次真理（みつぎまり）
北里大学看護学部卒業。看護師としての臨床経験を経て、北里大学大学院看護学研究科がん看護学専攻修士課程修了。西南女学院大学、宮崎県立看護大学で教員として勤務。2008年宮崎県立看護大学大学院博士後期課程修了、博士（看護学）。博士論文「窮地に陥っているがん患者とのパートナーシップに基づく看護実践方法論の発展」。武蔵野大学看護学部准教授を経て、2021年4月より上智大学総合人間科学部看護学科准教授。
NPO法人ニューマン理論・研究・実践研究会副理事長。
著書：『マーガレット・ニューマンの理論に導かれたがん看護実践：ナースの見方が変わり，ケアが変わり，患者・家族に違いが生まれる』（共編著，看護の科学社，2014年）、『スピリチュアルケアの実現に向けて』（分担執筆，聖学院大学出版会，2012年）、『がんサバイバーシップ：がんと共に生きる人びとへの看護ケア』第2版（分担執筆，医歯薬出版，2019年）ほか。

遠藤惠美子（えんどうえみこ）
東京女子大学短期大学、慶應義塾大学（通信教育部）、国立東京第一病院高等看護学院、東京都立公衆衛生看護学院保健師科卒業。看護師、保健師、看護教員として勤務。1989年渡米。ミネソタ大学大学院修士課程を経て、博士課程でマーガレット・ニューマン博士に師事。1996年博士課程修了（看護学）。博士論文 "Pattern recognition as a nursing intervention with adults with cancer" は、シグマ セータ タウ インターナショナルの米国第4ブロックにおける博士論文賞を、同組織ゼータ地域からは マーガレット・ニューマン賞を受賞した。
北里大学看護学部、宮崎県立看護大学、武蔵野大学看護学部で教授を歴任。
2007年ニューマン理論・研究・実践研究会を組織。2016年8月NPO法人となり、理事長に就任。
著書：『新しいがん看護』（共編著，ブレーン出版，1996年）、『希望としてのがん看護：マーガレット・ニューマン "健康の理論" がひらくもの』（医学書院，2001年）、『マーガレット・ニューマンの理論に導かれたがん看護実践：ナースの見方が変わり，ケアが変わり，患者・家族に違いが生まれる』（共編著，看護の科学社，2014年）ほか。訳書：『マーガレット・ニューマン 変容が生みだすナースの寄り添い：看護が創りだすちがい』（監訳，医学書院，2009年）、『ケアリング プラクシス：マーガレット ニューマン拡張する意識としての健康の理論と看護実践・研究・教育の革新』（監訳，すぴか書房，2013年）ほか。

2021 年 5 月 25 日　初版第 1 刷発行

ミューチュアル・アクションリサーチ
M.ニューマン"拡張する意識としての健康"の理論に
もとづく質的・実践的・協働的看護研究法

著者　三次真理　遠藤惠美子

編集及発行者　宇津木利征

発行所　有限会社すぴか書房
〒 351-0114 埼玉県和光市本町 2–6 レインボープラザ 602
電話 048-464-8364　FAX 048-464-8336
http://www.spica-op.jp
郵便振替口座 00180-6-500068

印刷/製本　中央精版印刷

本文:オペラクリームマックス72.0g/㎡　見返し:NTラシャ|グレー20

＊本書の全部または一部を無断で複写複製することは、著作権法上での例外を除き禁
じられています。複写を希望される場合は、必ずその都度事前に、発行者（所）に
連絡して許諾を得てください。スキャニング、デジタル化は一切認められません。

© 2021　Printed in Japan
ISBN978-4-902630-29-9

★すぴか書房の本

ケアリング プラクシス

マーガレット ニューマン拡張する意識としての健康の理論と看護実践・研究・教育の革新

［編著］キャロル ピカード　ドロシー ジョーンズ

［監訳］遠藤恵美子

A5　344 頁　定価（本体 4,500 円＋税）

理論的であることは、すなわち実践的である。

理論がケアリングあふれる実践を導き、探求への問いとなり、変革のプロセスに結びつく …… そんな理論・研究・実践の統一体をプラクシス praxis と呼ぶ。M. ニューマン健康の理論に基づくプラクシスの実例を伝える。

多彩な事例と典型例。読者は、進化するニューマン理論の革命性に心躍らせることであろう。

著名な理論家、M. ニューマン、J. ワトソン、C. ロイの 3 人が、ケアリングと理論の将来について語り合った記録が収載されているのも興味深い。　　　　　　　　　　　　　　　　　　（2013.4）